Copyright   © 1998   ars bonae curae Verlag
                         Münchener Str. 165
                         45145 Essen

Nachdruck 2012, ISBN/EAN 978-3-930896-04-2
Direktanfragen an: HAMM-KOMMUNIKATION@freenet.de

Druck: Druckerei & Verlag Steinmeier GmbH & Co.KG, Deiningen.

Inhalt

Geleitwort der Arbeitsgemeinschaft für Rehabilitation, Nachsorge und Sozialmedizin (ARNS) in der Deutschen Krebsgesellschaft

Diabetiker wissen, daß sie sich auf bestimmte Weise ernähren müssen. Auch Patienten mit Bluthochdruck, Herzinfarkt oder Leberschäden erhalten Ernährungsanweisungen, wenn sie das Krankenhaus verlassen. Krebskranke bekommen bezüglich ihrer Ernährung in der Regel nichts gesagt und selbst wenn, dann beschränken sich diese Empfehlungen auf Banalitäten, wie "Sie können alles essen, worauf Sie Lust haben" oder "probieren Sie aus, was Ihnen bekommt". Dabei ist das Informationsbedürfnis der Betroffenen und ihrer Angehörigen besonders groß. Gerade bei operierten Magenkrebspatienten fällt das Mißverhältnis von "Angebot und Nachfrage" in der Ernährung auf.

Die unter dem Dach der Deutschen Krebsgesellschaft gegründete Arbeitsgemeinschaft für Rehabilitation, Nachsorge und Sozialmedizin (ARNS) vertritt die These, daß durch eine falsche Ernährung der Gesundungsprozeß Krebskranker negativ beeinflußt wird. Ja, daß durch eine richtige Ernährung nicht nur die Qualität des Überlebens, sondern auch möglicherweise die Überlebenszeit verbessert werden kann. Dies wurde bestätigt durch Herrn Herman Mestrom und sein Team in zahlreichen Studien, die er in einer großen Tumornachsorgeklinik durchführte.

Eine für alle Krebspatienten gültige Ernährung gibt es zwar nicht; jedoch sind je nach Tumorleiden, je nach Operation und je nach Beschwerdebild unterschiedliche Ernährungsempfehlungen notwendig und hilfreich. Herr Mestrom und sein Team konnten nachweisen, daß der Gewichtsverlust operierter Magenkarzinompatienten - bei Befolgung individuell am Beschwerdebild orientierter Ernährungsempfehlungen - signifikant gebremst werden kann. Viele "Postgastrektomiebeschwerden" können verhindert, zumindest gelindert werden. Zu typischen Spätschäden "geheilter Magenkrebspatienten" kommt es bei richtiger Ernährung nicht!

Die in dem Ratgeber "Essen und Trinken nach Magenentfernung" enthaltenen Tips, basieren u.a. auf Erfahrungen einer Ernährungsberatung bei ca. 2.000 in der Tumornachsorge- und Krebsrehabilitationsklinik Bergisch-Land nachgesorgten Magenkrebspatienten. Die Empfehlungen sind nicht das Produkt theoretischer Erkenntnisse, sondern praktischer Erfahrungen. Hierbei kommt dem Verfasser des Ratgebers sein pädagogisches Geschick besonders zugute. Ernährungsberater und Diätassisten-ten/innen kommen ohne pädagogische Erfahrungen nicht aus, es sei denn, daß sie ihre Aufgabe darin sehen, den Diätkoch zu ersetzen. Diätassi-stenten/innen und Ernährungsberater/innen gehören in den Kliniken auf die Stationen und nicht in die Küche! Sie haben einen wichtigen Stellen-wert im Rehabilitationsteam und müssen eng mit den Patienten und de-ren Angehörigen zusammenarbeiten. Ohne ihre Mithilfe kommt der für die Nachsorge von Magenkrebspatienten verantwortliche Arzt nicht aus! Die ARNS stellt die Forderung, die Ernährungsberatung als ähnlich selbst-verständlichen Bestandteil der Tumornachsorge anzuerkennen, wie es bislang die Rezidivdiagnostik, die Rezidivprophylaxe und die Rezidiv-therapie waren. Diese Akzeptanz ist ganz besonders wichtig für die Nach-betreuung von Magenkrebspatienten.

Die praktische Arbeit von Herrn Mestrom und seinem Team hat wesent-lich dazu beigetragen, die Bedeutung der Ernährungsberatung in der Tumornachsorge zu verdeutlichen. Durch die zahlreichen praktischen Ernährungsempfehlungen für Magenoperierte trägt dieser Ratgeber zur weiteren Verbesserung der Nachsorge von Magenkrebspatienten bei.

Ich bin mir sicher, daß dieser Ratgeber den Sebsthilfegedanken fördert und für die Magenoperierten eine unentbehrliche Hilfe bei der Bewälti-gung ihres Schicksals sein wird.

Prof. Dr. H. Delbrück

Sprecher der Arbeitsgemeinschaft für Rehabilitation, Nachsorge und Sozial-medizin der Deutschen Krebsgesellschaft (ARNS).

Vorwort

Während meiner Tätigkeit als Ernährungsberater in einer Tumornachsorgeklinik ist mir im Laufe der Zeit immer deutlicher geworden, welches Informationsdefizit nach einer Magenentfernung und über die daraus resultierenden Beschwerden bei den Betroffenen besteht. Aufgefallen ist mir die Diskrepanz zwischen einer guten medizinischen Versorgung und dem Mangel einer adäquaten Ernährungstherapie nach der Operation. Diese läßt Betroffene und Angehörige hilflos zurück. Gerade nach einer Magenentfernung ist eine durchdachte und ausgewogene Ernährung von eminenter Bedeutung, da sie sich sowohl auf den körperlichen Zustand als auch auf die seelische Verfassung auswirkt. Viele Betroffene werden nach dem Krankenhausaufenthalt nicht sofort in eine Tumornachsorgeklinik überwiesen und somit nicht professioneller Hilfe zugeführt, die zur Besserung ihres Allgemeinzustandes dringend erforderlich wäre.

Dies war für mich und die Diätassistentinnen Frau Lindenbeck und Frau Grabandt der Anlaß, dieses Buch zu verfassen. Mein Anliegen ist es, den Leser über die Zusammenhänge zwischen Nahrungsaufnahme und eventuell auftretenden Beschwerden zu informieren. Nur wenn die Reaktionen des Körpers verstanden werden, ist die Voraussetzung für eine selbständige Haltung bezüglich der Wahl der Nahrung gegeben und erst dadurch direkt Einfluß auf die eigene Lebensqualität zu nehmen.

Herrn Dr. Oppenkowski und Frau Dr. Scholz möchte ich für die Anregungen und kritischen Auseinandersetzungen bei die Erstellung dieses Buches danken. Dem ars bonae curae Verlag sei Dank ausgesprochen für seine Bereitschaft und Einsicht in der Notwendigkeit, dieses Buch zu verlegen. Nicht zuletzt gebührt meiner Frau, Margit Schiffgens-Mestrom, sowie meiner Kollegin, Frau Edith Aghabi, für die fortwährende Ermutigung, weiter zu schreiben, und ihre nicht nachlassende Geduld, dieses Buch in ein leserliches Deutsch zu übersetzen, mehr Dank, als ich ihnen gegenüber ausgesprochen habe.

Herman Mestrom, Diëtist (NL)
Tumornachsorgeklinik "Bergisch-Land"
Wuppertal-Ronsdorf, im April 2003

"... an alle Patienten, die dieses Buch möglich gemacht haben."

1. Einleitung

Patienten, die nach ihrer Magenentfernung Fragen zu ihrer Ernährung haben, hören meist als Antwort den Satz: "Sie dürfen wieder alles essen und trinken, was Ihnen bekommt". Mit diesem Satz bleiben sie sich selbst überlassen und können nur durch Versuch und Irrtum herausfinden, was ihnen bekommt oder was ihnen nicht bekommt. Diesen oft langen und beschwerdereichen Weg möchten wir mit Hilfe dieses Buches verkürzen und lindern.

Zunächst werden der Aufbau und die Aufgabe des Verdauungstraktes, speziell des Magens beschrieben, um die Auswirkungen des fehlenden Magens auf den Verdauungsprozeß darzustellen. Eine kurze Beschreibung der Operationsverfahren soll dem Leser verständlich machen, welche Veränderungen im Körper des/der Betroffenen stattgefunden haben (Kapitel 2).

Es folgen Beschreibungen der möglicherweise auftretenden Beschwerden nach einer Magenentfernung und Ratschläge zu möglichen Verhaltens- und Ernährungsweisen zur Linderung dieser Beschwerden. In der *Erklärung* soll jeweils noch einmal verdeutlicht werden, aufgrund welcher anatomischen und physiologischen Veränderungen die Beschwerden entstehen. Eine ausführliche *Hilfestellung* soll dem/der Betroffenen die notwendige Anpassung an die veränderte körperliche Situation verdeutlichen und die Linderung oder Beseitigung der Beschwerden erleichtern (Kapitel 3). Auch wenn nicht alle aufgeführten Beschwerden für Sie interessant sind, empfiehlt es sich doch, sie alle durchzulesen. Zusammenhänge werden dadurch deutlicher. Nach jeder Beschwerdesymptomatik finden Sie eine Leerseite, die als Raum für persönliche Notizen gedacht ist, um Ihre Erfolge, Fragen, Kommentare und Beobachtungen festzuhalten.

Weitere Hilfen zur Anpassung sind der Umgang mit Medikamenten, die Versorgung mit notwendigen Vitaminen und mit Zusatznahrung (Kapitel 4).

Im folgenden Kapitel wird Stellung genommen zur Auswahl von Lebensmitteln, um dem/der Betroffenen eine Entscheidungshilfe für die Zusammenstellung von Mahlzeiten zu bieten, die ihm/ihr bekommen. Anhand eines beispielhaften Tagesablaufes wird veranschaulicht, wie sich die empfohlenen Lebensmittel einsetzen und Verhaltensänderungen konkret umsetzen lassen. Menüvorschläge und Rezepte ergänzen dieses Kapitel (Kapitel 5).

In Kapitel 6 soll deutlich gemacht werden, daß ein Leben nach einer Magenentfernung nicht nur zu Hause stattfinden kann, sondern Urlaub und "Aus-Essen-gehen" durchaus möglich sind.

Kapitel 7 enthält einen Beobachtungsbogen, anhand dessen der Leser/die Leserin sein/ihr Befinden (auch mehrmals) überprüfen kann, um so auch eine Kontrolle über den Erfolg veränderter Verhaltens- und Lebensweisen zu haben.

2. Aufbau und Funktion des Verdauungstraktes nach der Magenentfernung

Manch einer mag sich jetzt fragen, warum soll ich mich mit der Funktion und dem Aufbau des Magens auseinandersetzen, obwohl ich doch gar keinen mehr habe.

Doch wenn Sie verstehen, welche Aufgaben der Magen hat, werden Sie die Reaktionen Ihres Körpers besser begreifen und leichter einordnen können sowie in der Lage sein, gezielt Maßnahmen zur Abhilfe der Beschwerden zu treffen.

2.1 Die Aufgabe des Magens und die Konsequenz für das Fehlen

Alle Speisen und Getränke gelangen in den Magen und unterliegen hier verschiedenen Aufbereitungen. Nach der Magenentfernung können diese Verdauungsschritte nicht mehr erfolgen, und Sie sind jetzt gehalten, diese Mängel durch gezielte und durchdachte Nahrungsumstellung auszugleichen.

1. Der Magen produziert Salzsäure, die die Bakterien abtötet und dadurch die Nahrung desinfiziert.

   Maßnahmen:

   Achten Sie auf hygienisch einwandfreies Essen.

   Obst und Gemüse gründlich waschen, evtl. schälen.

   Garen Sie Fleisch und Fisch gut.

   Verwenden Sie keine Eier mit beschädigten Schalen.

   Achten Sie beim Wiederaufwärmen von gekochtem Essen darauf, daß es gut durchgewärmt ist.

   Achten Sie auf das Haltbarkeitsdatum.

2. Im Magen wird das Eiweiß durch Salzsäure und Pepsin so aufbereitet, daß es durch die Bauchspeicheldrüsenenzyme weiter auf-

gespalten wird und in die Blutbahn gelangen kann. Die Aufnahme von Eiweißen ist für den Körper deshalb so wichtig, weil er sie nicht selber herstellen kann und sie zum Erhalt und Aufbau u.a. von Muskelgewebe benötigt.

Maßnahmen:

Vermeiden Sie den Verzehr von rohem Fleisch (z.B. Mettbrötchen), nicht abgekochter Milch (frisch von der Kuh) und rohen Eiern, auch wenn dies für Sie einen großen Genuß bedeuten mag. Die Verdauungssäfte der Bauchspeicheldrüse können nämlich, selbst mit Hilfe der Bauchspeicheldrüsenmedikamente, nur denaturiertes (gegartes) Eiweiß aufspalten.

Die nach einer Magenentfernung ohnehin erschwerte Aufnahme aller Nährstoffe wird durch den Verzehr von rohem Fleisch zusätzlich behindert, da es abführend wirkt. Es wird vom Körper unverdaut wieder ausgeschieden.

3. Der Magen fungiert als eine Art "Vorratskammer". Er ermöglicht es dem Menschen, eine größere Menge an Nahrung auf einmal zu sich zu nehmen. Nach einer Mahlzeit gibt der Magen nur ganz kleine Portionen aufbereiteten Speisebreis an den Dünndarm weiter, ungefähr alle 12 Minuten eine Menge von etwa 50 ml; das entspricht ca. einem Drittel einer Scheibe Brot. Dadurch wird eine Überlastung des Dünndarms vermieden, und es werden günstige Voraussetzungen für die Optimierung der nachfolgenden Verdauungsvorgänge geschaffen.

Nach der Entfernung des Magens gelangt die aufgenommene Nahrung über die Speiseröhre in den Dünndarm. Dieser ist aber, insbesondere kurz nach der Operation, durch eine größere Menge Nahrung schnell überfordert. Im Laufe der Zeit wird sich dies bessern.

Maßnahmen:

Essen Sie deshalb zunächst nur kleine Mengen, aber dafür häufiger.

Scheuen Sie sich nicht, Ihre Zwischenmahlzeiten, die Sie zu Hause vorbereiten können, am Arbeitsplatz einzunehmen. Im Laufe der Zeit erfolgt eine Anpassung, und Sie können die Anzahl Ihrer Mahlzeiten reduzieren und die Nahrungsmenge vergrößern.

Trinken Sie zu den Mahlzeiten so wenig wie nur möglich, damit der Nahrungsbrei nicht zu schnell in den Darm weitertransportiert wird.

Trinken Sie lieber ca. 15 Minuten vor dem Essen und/oder 20 - 30 Minuten nach dem Essen.

4. Der Magen leitet nur Nahrungspartikel weiter, die nicht größer als 1 bis 2 mm im Durchmesser sind. Wird das Essen nicht gründlich genug gekaut, zerkleinert der Magen das Essen weiter. Der Magenausgangsmuskel verschließt sich, und die zu großen Nahrungspartikel können nicht in den Dünndarm gelangen. Durch den Verschluß des Muskels kommt es zu einer peristaltischen Gegenbewegung, die die Nahrung wieder in das Mageninnere zurückbewegt. Durch diese Bewegungen werden die zu groben Nahrungspartikel zerrieben. Dieser Vorgang wird so lange wiederholt, bis alle Partikel klein genug zermahlen sind. Diese sogenannte Magenmühle läßt auch deutlich werden, warum eine ballaststoffreiche Nahrung länger im Magen verweilt und einen höheren Sättigungsgrad hat.

Maßnahmen:

Kauen Sie das Essen sehr gründlich, Bissen für Bissen.

Meiden Sie ballaststoffreiche Nahrungsmittel.

Beachten Sie die Entscheidungshilfen für die Lebensmittelauswahl.

5. Der Magen sorgt auch für die Temperaturanpassung der Getränke und der Nahrung. Ohne diese Anpassung kommt es zu einer verstärkten Darmbewegung bis hin zu Darmkrämpfen oder Durchfall.

Maßnahmen:

Vermeiden Sie zu kalte Getränke.

Selbst Zimmertemperatur kann manch einem zu kalt sein.

Essen Sie keine zu kalten Lebensmittel.

Nach der Operation sind Ihre wichtigsten Aufgaben (in der Reihenfolge ihrer Wichtigkeit):

$\Rightarrow$ essen

$\Rightarrow$ trinken

$\Rightarrow$ ruhen

$\Rightarrow$ bewegen

Diese Aufgaben werden Ihren Tag bestimmen und können manchmal auch belastend sein. Ihr Körper benötigt Zeit, sich an die veränderte Situation anzupassen. Ebenso benötigen Sie Zeit, um liebgewonnene Gewohnheiten neu zu überdenken und ggf. so zu ändern, daß Sie ein Gleichgewicht finden zwischen einer optimalen Lebensqualität und einer maximalen Beschwerdefreiheit.

2.2 Operationsverfahren

Eine übersichtliche Darstellung der gebräuchlichsten Operationsverfahren zur Magenentfernung bietet das Buch "Magenkrebs" (siehe Literaturliste).

Um die nach Magenentfernung veränderte Anatomie zu verstehen, ist es hilfreich, einige Operationsverfahren zu kennen.

Ich möchte mich in diesem Buch auf das am häufigsten angewandte Operationsverfahren beziehen, die Magenentfernung nach "Y-Roux". Durch stark vereinfachte Zeichnungen möchte ich versuchen, Ihnen dieses Operationsverfahren zu beschreiben.

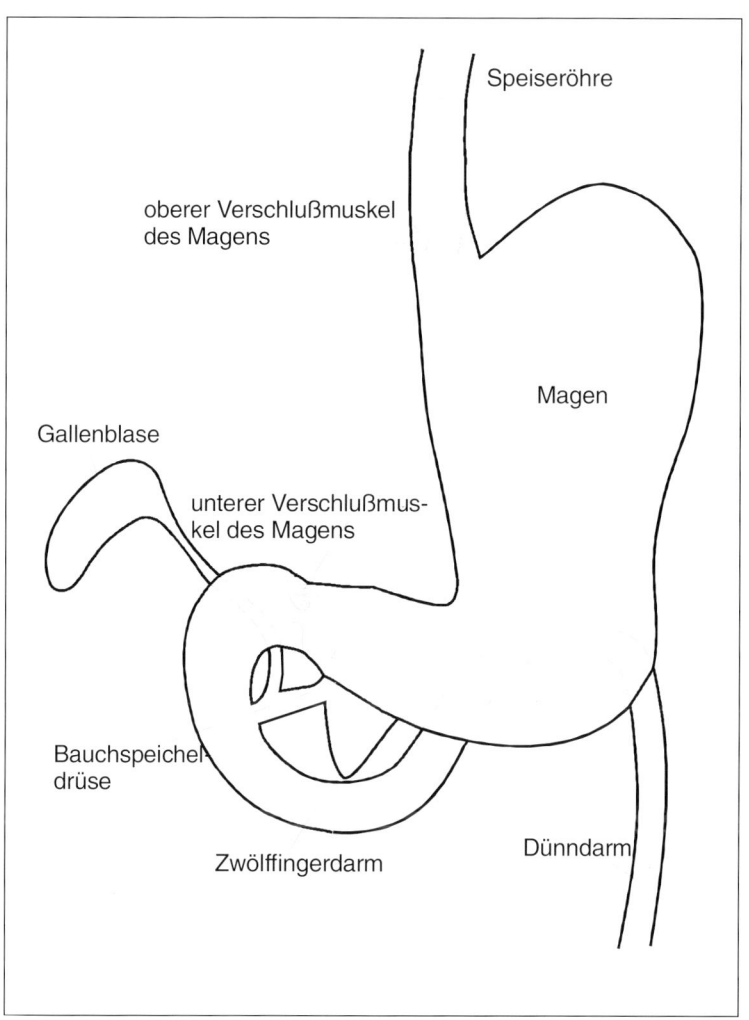

Speiseröhre

oberer Verschlußmuskel
des Magens

Magen

Gallenblase

unterer Verschlußmus-
kel des Magens

Bauchspeichel-
drüse

Zwölffingerdarm   Dünndarm

Übersicht des oberen Verdauungstrakts vor Operation

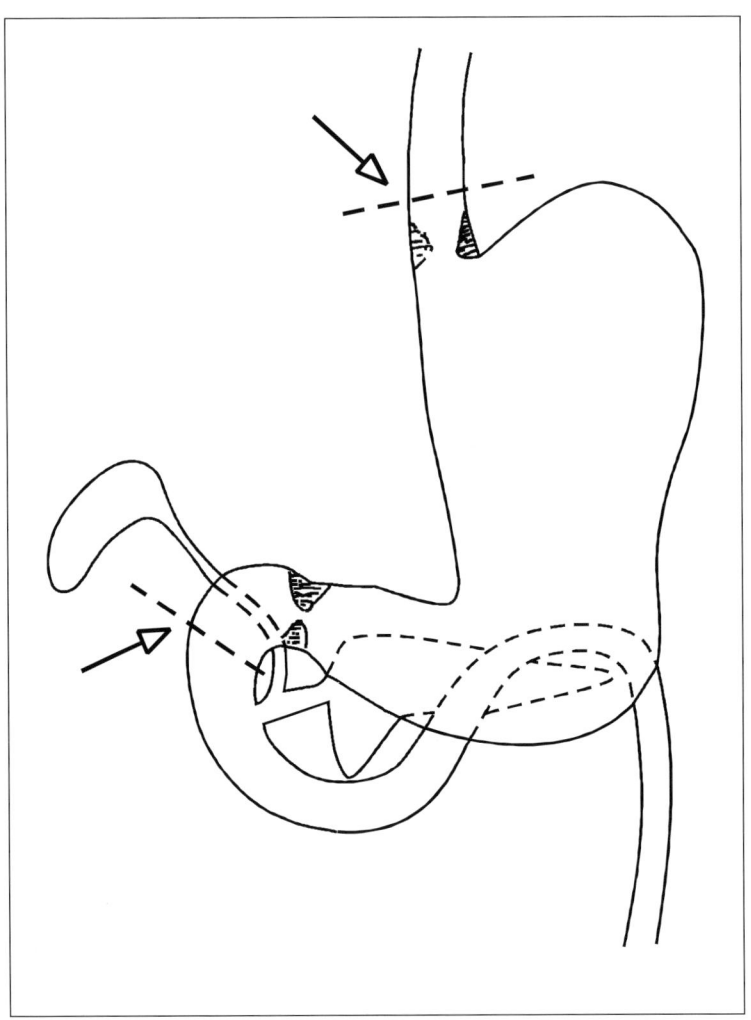

Trennungsansätze der Operation

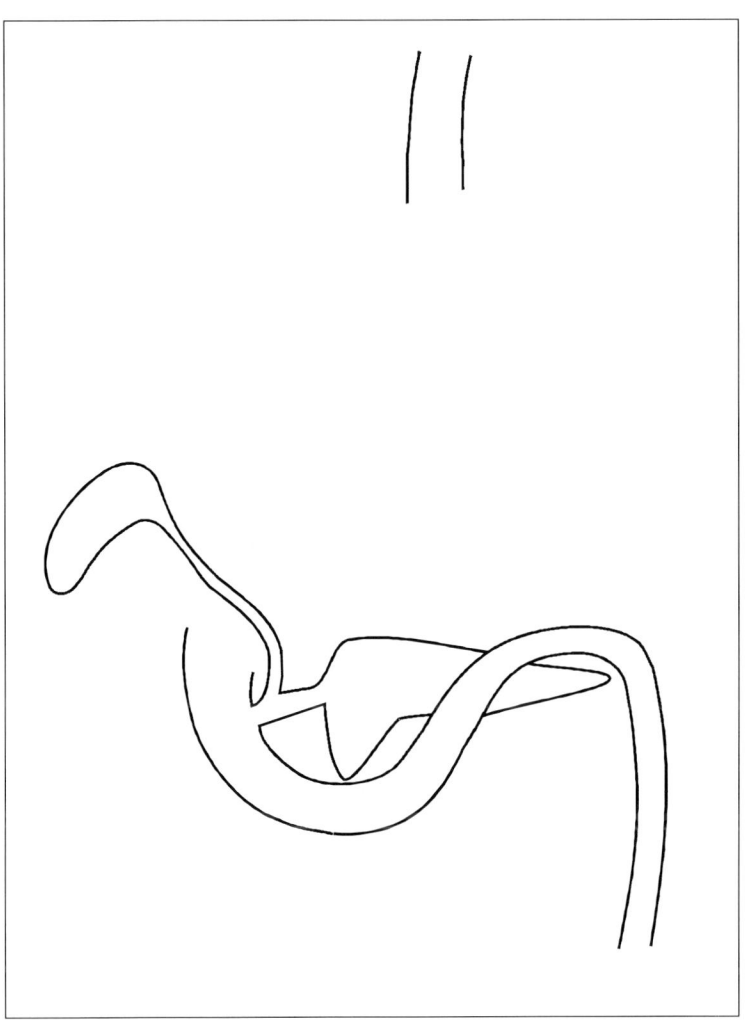

Entfernung des Magens

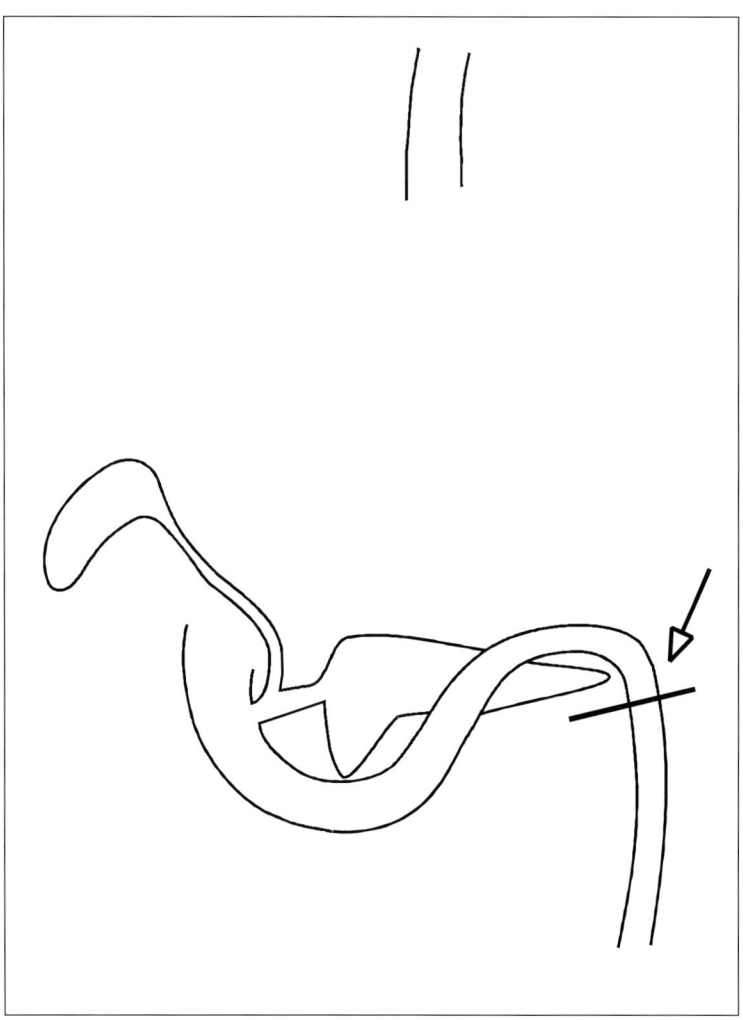

Trennungsansatz am Dünndarm (hinter dem Zwölffingerdarm)

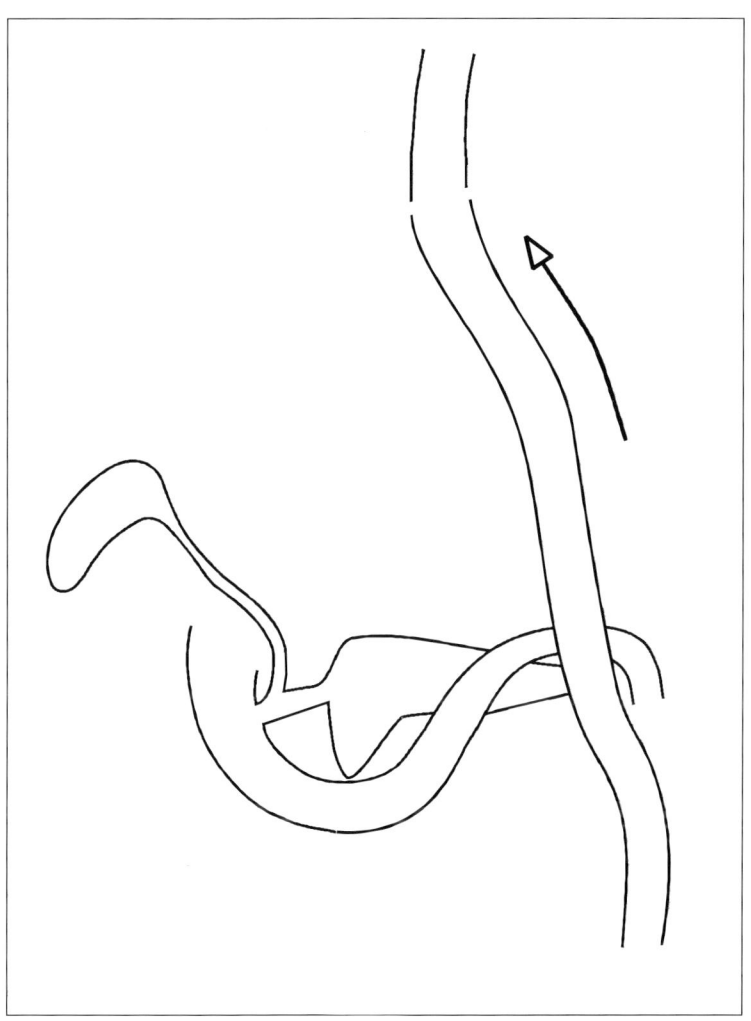

Der Dünndarm wird "hochgezogen" zur Speiseröhre

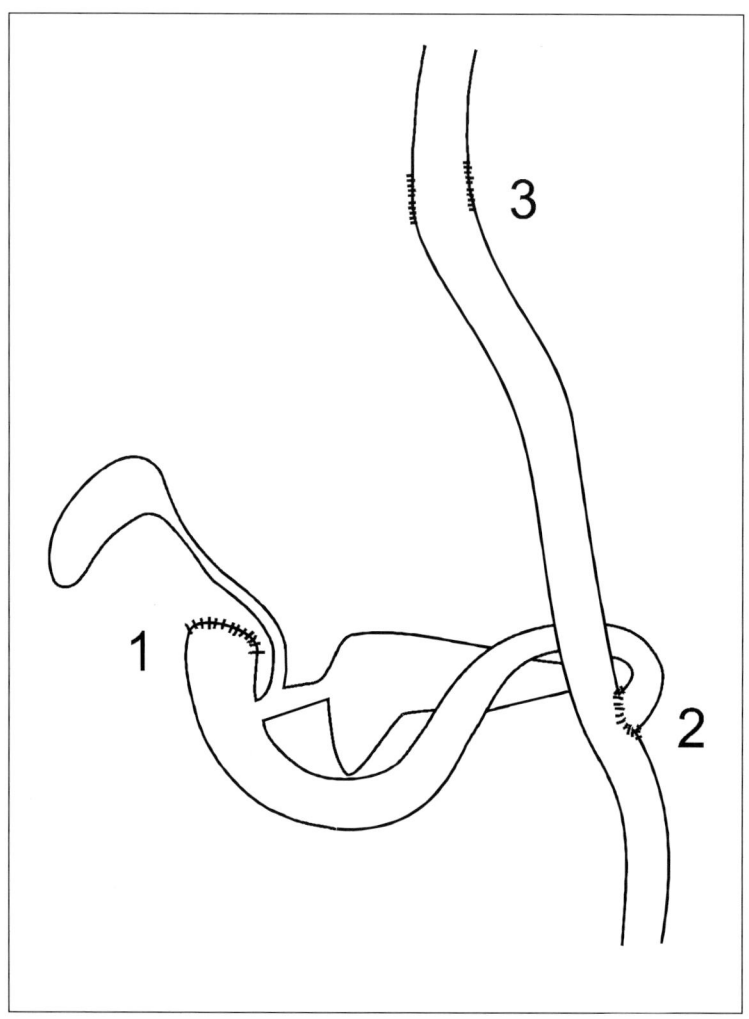

Der Anfang des Zwölffingerdarms wird verschlossen (1). Das Ende des Zwölffingerdarms wird mit dem Dünndarm verbunden, damit die Verdauungssäfte der Leber (sog. Gallensäfte) und die der Bauchspeicheldrüse in den Dünndarm abfließen können (2). Zudem wird der obere Dünndarm mit der Speiseröhre verbunden (3).

Mit etwas Phantasie können Sie jetzt ein "Y" erkennen.

3. Beschwerdesymptomatiken nach Magenentfernung und Möglichkeiten zur Abhilfe

Auf den folgenden Seiten werden die unterschiedlichen Beschwerden, die nach einer Magenentfernung auftreten können, im einzelnen besprochen.

Es ist möglich, daß für Sie mehrere Beschwerden von Bedeutung sind oder daß nur eine Beschwerde Sie belastet. Beim Lesen werden Sie die Sie belastenden Beschwerden unter der Rubrik "Sie verspüren..." wiedererkennen. Abhilfemöglichkeiten finden Sie unter der Rubrik "Was Sie tun können". Möchten Sie erfahren, wie die Beschwerden entstehen, lesen Sie die "Erklärung". Anleitungen zum Umgang mit der (den) Beschwerde(n) bietet Ihnen die "Hilfestellung".

Selbst wenn Sie eine (oder mehrere) Beschwerde(n) eindeutig ermittelt haben, unter der (denen) Sie leiden, sollten Sie dennoch die anderen aufgeführten Beschwerden lesen, denn unter Umständen erfahren Sie erst durch die Lektüre, daß genau diese Beschwerden auch bei Ihnen vorliegen, und wie Sie Komplikationen vermeiden können.

3.1 LUSTLOSIGKEIT / APPETITLOSIGKEIT

Sie verspüren...	Was Sie tun können
Geschmacks- und Geruchsveränderungen	So bald wie möglich das Krankenbett verlassen.
Widerwillen gegen Essen	Sich bewegen.
Müdigkeit	
Schmerzen	

ERKLÄRUNG

Die Erkrankung hat bei vielen Betroffenen schon vor der Diagnosestellung und Therapie zu einem Gewichtsverlust geführt. Die Operation selbst ist natürlich auch nicht spurlos an Ihnen vorübergegangen. Bei der Magenentfernung werden Nervenbahnen durchtrennt. Dies wirkt sich möglicherweise auch auf Geschmacks- und/oder Geruchsempfindungen aus. Wenig Bewegung nach der Operation verstärkt mitunter den Appetitmangel und die Lustlosigkeit. Seien Sie deshalb bemüht, möglichst schnell wieder "auf die Beine zu kommen".

Nehmen Sie dafür jede Ihnen angebotene Unterstützung in Anspruch.

HILFESTELLUNG

Nehmen Sie Ihren Zustand nicht einfach als unabänderlich hin. Essen und Trinken sind vorerst die wichtigsten Aktivitäten, die Ihren Appetit wieder anregen und dazu beitragen können, die Müdigkeit abzuschütteln. Versuchen Sie die folgenden Anregungen zu befolgen:

⇒ Stellen Sie die Uhr ca. alle 1 1/2 bis 2 Stunden, denn es ist besser, häufig kleine Mahlzeiten zu essen als selten wenige große.

⇒ Überlassen Sie das Einkaufen und die Zubereitung der Mahlzeiten weitestgehend anderen. Einkaufen und Kochen kosten Kraft, und Kraftlosigkeit verstärkt unter Umständen Appetitlosigkeit.

⇒ Schaffen Sie sich eine für Sie angenehme Atmosphäre. Für manch einen ist es angenehmer, alleine zu essen; für den anderen ist es wichtig, seine Mahlzeiten in Gesellschaft oder mit Hintergrund (Fernsehen, Musik o.ä.) einzunehmen.

⇒ Von einer sog. "Wunschkost" rate ich eher ab, wenn sie zum Regelfall wird. Sich mal etwas wünschen, auf das man Appetit hat, ist normal. Das tun wir ja alle. Wenn Sie jedoch jeden Tag nach Ihrer Lieblingskost befragt werden und Sie sie auch bekommen, kann dies dazu führen, daß Sie nach einiger Zeit an nichts mehr so richtig Freude und Genuß haben und sogar Ihre Lieblingskost zur Qual wird. Also: am besten essen Sie, unter Berücksichtigung der Lebensmittelauswahlliste, alles, was auf den Tisch kommt.

KOMMENTAR

Bewegung ist ein nicht zu vernachlässigender Faktor, um wieder Appetit zu spüren und somit auch eine Stärkung Ihres Körpers zu ermöglichen.

Schmerzen in der Narbengegend, die Sie eine Schonhaltung einnehmen lassen, können durch leichte Bauchdehnungsübungen, die Sie sich von einer Krankengymnastin zeigen lassen, gelindert oder beseitigt werden. Bei starken Schmerzen sollten Sie Ihren Arzt konsultieren. Er wird dann die notwendigen Maßnahmen einleiten.

3.2 SCHLUCKSTÖRUNGEN

Sie verspüren...	Was Sie tun können...
Schluckschwierigkeiten.	Gründlich kauen!
Das Essen "will nicht rutschen".	Langsam essen!
	Es kann erleichtern, ein wenig zu den Mahlzeiten zu trinken.
	Kein Weißbrot und keine weißen Brötchen essen.
	Eine Milchsuppe zu den Brotmahlzeiten kann hilfreich sein.

ERKLÄRUNG

Nach der Operation treten zunächst fast immer Schluckstörungen auf. Die Speiseröhre hat die Aufgabe, alles, was Sie essen oder trinken, so schnell wie möglich in den Magen zu transportieren. Der Magen dient quasi als "Vorratskammer".

Der Dünndarm transportiert die aufgenommene Nahrung nur langsam weiter, da er die Aufgabe hat, den Nahrungsbrei so aufzubereiten, daß seine Bestandteile ins Blut gelangen können.

Da der Magen bei Ihnen entfernt wurde, geht alles, was Sie zu sich nehmen, von der Speiseröhre direkt in den Dünndarm über und hier tritt das Problem auf:

⇒ Die Speiseröhre will **schnell**.

⇒ Der Dünndarm will **langsam**.

Es tritt also ein "Stau" auf, den die Zeit "auflösen" muß. Im Dünndarm findet im Laufe der Zeit eine gewisse Anpassung an die veränderte physiologische Situation statt, und die aufgenommene Nahrung wird etwas schneller weitertransportiert.

Eine Voraussetzung hierfür ist allerdings, daß Sie Ihrem Dünndarm auch die nötige Hilfestellung anbieten.

⇒ Wichtig ist, daß Sie das Essen kauen, und zwar sehr gründlich. Lassen Sie sich genügend Zeit beim Essen! Essen und Trinken sind jetzt Ihre wichtigsten Aufgaben. Alle anderen "wichtigen" Aktivitäten Ihres Lebens sind zunächst zweitrangig. Sorgen Sie für eine ruhige Atmosphäre und befassen Sie sich so wenig wie möglich mit der Nahrungszubereitung.

Manch einem bringt es durchaus Erleichterung, wenn er beim Essen etwas trinkt, obwohl ich hier zur Vorsicht mahnen muß. Wenn Sie beim Essen zuviel Flüssigkeit zu sich nehmen, können Bauchschmerzen, Schwindelanfälle und Kreislaufprobleme auftreten. (Lesen Sie hierzu unter "Frühdumping" weiter.)

⇒ Aufgrund seiner langen Faserstoffe wird Ihnen auch das Verzehren von Fleisch Probleme bereiten. Anfänglich bietet sich an, Fleisch in Form von Frikadellen, Königsberger Klopsen, Sauce Bolognese, kleingeschnittenem und weichgekochtem Gulasch zu sich zu nehmen oder sich mit zartem Geflügel, Fisch oder Eierspeisen (Omelette, Rührei o.ä.) quasi als Fleischersatz zu begnügen. Das Fleisch zu pürieren halte ich nicht für notwendig, zumal der Genuß und auch der Geschmack hierdurch beeinträchtigt wird.

⇒ Beim Kauen von Weißbrot kommt es einem manchmal vor, als würden die Bissen beim Kauen immer größer. Weißbrot verklumpt sehr stark. Vermeiden Sie deshalb jegliches Weißbrot und greifen Sie zurück auf ein feingemahlenes Weizen-Hefe-Vollwertbrot, das in jedem Bioladen oder Reformgeschäft erhältlich ist. Der Kaufpreis ist zwar höher, die Verträglichkeit jedoch wesentlich besser. Der Vorteil dieses Brotes liegt darin, daß nicht so schnell eine Verklumpung eintritt und es dadurch leichter zu schlucken ist.

Es ist durchaus möglich, Brot mit einem geringen Arbeitsaufwand und deutlich geringeren Kosten selber zu backen bzw. backen zu lassen. Ein einfaches Rezept hierfür können Sie im Anhang finden.

Selbst wenn Sie sich darüber wundern, weil Weißbrot Ihnen als Schonkost bekannt ist, erreichen Sie mit feingemahlenem Weizen-Hefe-Vollwertbrot eine schnellere Abhilfe Ihrer Problematik.

⇒ Wenn Sie keine Milchunverträglichkeit haben, können Sie zum Frühstück zusätzlich zum Brot eine Milchsuppe essen. Dies kann Ihnen das Schlucken auch leichter machen. (Lesen Sie hierzu den Absatz "Milchunverträglichkeit").

Die Milchsuppe soll das Frühstück nicht ersetzen, sondern ergänzen.

⇒ Ich möchte Ihnen raten, den Tag **nüchtern** mit ein bis zwei Tassen warmem Tee oder, wer es mag und verträgt, Kaffee ca. eine halbe Stunde **vor** dem Frühstück zu beginnen. Hierdurch wird Ihr Verdauungstrakt angeregt, so daß das Frühstück besser bekommt. Zudem ist es wichtig, genügend zu trinken, jedoch nicht **während** der Mahlzeiten.

ACHTUNG

Schluckstörungen können auch durch eine Entzündung der Speiseröhre hervorgerufen werden.

(Lesen Sie hierzu den Absatz "Speiseröhrenentzündung")

Lassen Sie auf jeden Fall durch Ihren Arzt feststellen, ob eine Verengung der Speiseröhre vorliegt. Sollte dies der Fall sein, muß eine Erweiterung der Engstelle vorgenommen werden (Bougierung). Dieser Eingriff mag nicht sehr angenehm sein, bringt jedoch eine ungeheure Erleichterung.

MEDIKAMENTE

Wenn abgeklärt ist, daß bei Ihnen keine Verengung oder Entzündung der Speiseröhre vorliegt, können Gastroprokinetika eingesetzt werden, die eine sehr gute Hilfestellung für Ihre Problematik bieten.

Diese Medikamente fördern und koordinieren die Muskelbewe-
gungen des Verdauungstraktes, so daß der Speisebrei gleichmäßig
weitertransportiert wird. Die Medikamente sollten Sie ca. 20 Minuten vor dem Essen einnehmen.

RAUM FÜR PERSÖNLICHE NOTIZEN

3.3 ENTZÜNDUNG DER SPEISERÖHRE

Sie verspüren...	Was Sie tun können...
Sodbrennen "Brennen" im Brustbereich	Beim Schlafen eine Oberkörperhochlage einnehmen. (siehe Zeichnung) Sich nach dem Essen nicht hinlegen. Nach jedem Essen und unmittelbar vor dem Schlafen 3 Eßlöffel Reisschleim- Antacida- Gemisch zu sich nehmen.

ERKLÄRUNG

Am Eingang und Ausgang des Magens befindet sich jeweils ein Verschlußmuskel. Der Eingangsmuskel verhindert in der Regel, daß Verdauungssäfte des Magens in die Speiseröhre gelangen können. Wenn der Magen fehlt, besteht eine offene Verbindung zwischen der Speiseröhre und dem Dünndarm. Dadurch können die aggressiven Verdauungssäfte der Leber (Gallensäfte) und Bauchspeicheldrüse ungehindert in die Speiseröhre gelangen und dort eine Entzündung hervorrufen. Die Speiseröhre schwillt an, und Sie können schlechter schlucken. Außerdem können Sie unter Umständen während der Nacht häufiger wach werden, weil die aufsteigenden Verdauungssäfte ein Brennen oder Schmerzen verursachen.

Vielleicht ist jemand in Ihrer Familie, der die Funktion des Verschlußmuskels unter Beweis stellen möchte. Er sollte sich auf den Kopf stellen und dabei ein Glas Wasser trinken. Das Wasser wird durch die Speiseröhre in den Magen befördert und bleibt auch dort. Würden Sie dieses versuchen, garantiere ich Ihnen heftige Probleme.

Es gibt kaum ein Medikament, das die alkalischen Verdauungssäfte der Leber und Bauchspeicheldrüse binden kann. Was aber durchaus effektiv wirkt, ist Reisschleim vermischt mit einem Beutel des säurebindenden Medikaments Antacidum (z.B.: Maaloxan®, Riopan®, o.ä.).

Hierzu wird 1 Eßlöffel Reisschleimpulver (erhältlich in Reformgeschäft, Bioladen oder Apotheke) mit ein wenig Wasser verrührt und mit dem Inhalt eines Beutels Antacidum vermischt. Nach jedem Essen und unmittelbar vor dem Zubettgehen sollten Sie 3 Eßlöffel dieses Gemisches einnehmen.

Das Gemisch bildet einen Schutzfilm auf der Speiseröhrenschleimhaut. Dieser verhindert die Einwirkung der Verdauungssäfte. Es hat sich gezeigt, daß durch die Kombination beider Mittel eine bessere und längere Haftungszeit erzielt wird. Wichtig ist hierbei, daß Sie es nicht nur einnehmen, wenn Sie Beschwerden bzw. Schmerzen haben, sondern konsequent über einen Zeitraum von 14 Tagen, damit die Entzündung abheilen kann. Daß Sie während der Zeit, in der Sie dieses "Brennen" verspüren, besser keine zu scharf gewürzten, zu salzigen, sauren oder zu süßen Speisen zu sich nehmen sollten, ist selbstverständlich.

Wie man sich bettet, so schläft man.

Sollten Sie dennoch nachts von "Sodbrennen" geplagt sein, empfiehlt es sich aufzustehen und etwas herumzugehen (die Erdanziehungskraft wirkt so zu Ihren Gunsten). Sie können einen Zwieback essen und eine Kleinigkeit trinken, damit die Darmbewegung angeregt wird und die Verdauungssäfte nach unten abfließen. Danach nehmen Sie einen Beutel Säurebinder (Antacidum) pur ein und achten darauf, daß das Bett in einer Position für eine (mindestens leichte) Oberkörperhochlage ist.

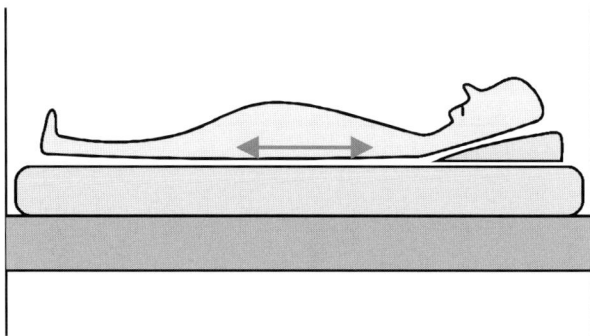

In dieser horizontalen Schlafposition haben die Verdauungssäfte die Gelegenheit, in die Speiseröhre zu gelangen.

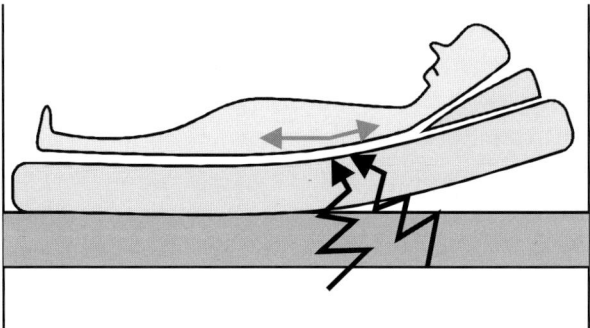

Hier gelangen die Verdauungssäfte nicht so schnell in die Speiseröhre. Nachteilig an dieser Schlafposition ist die Belastung der Wirbelsäule.

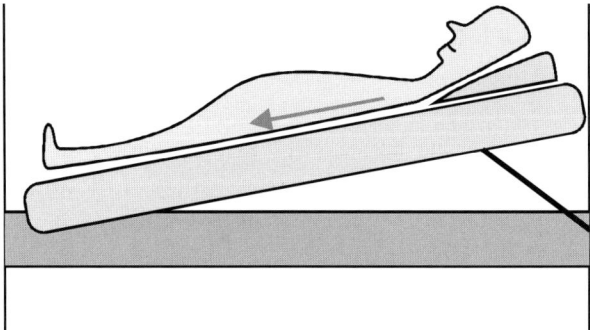

Hier verwirklichen Sie die optimale Lage. Indem die gesamte Liegefläche in eine Schräglage versetzt wird, können die Verdauungssäfte nicht in die Speiseröhre gelangen, und Ihre Wirbelsäule wird es Ihnen danken.

3.4 FRÜHDUMPING

Sie verspüren...	Was Sie tun können...
Völlegefühl: meistens sofort nach dem Essen und oft gefolgt von Durchfall	Beim Essen nicht trinken! (Höchstens Ihren Mund und den Nahrungsbrei mit sehr wenig Flüssigkeit befeuchten)
Bauchschmerzen	
Schweißausbrüche	Bis zu einer halben Stunde nach dem Essen nichts trinken.
Kreislaufprobleme (Blutdruckabfall)	Kleine Mahlzeiten zu sich nehmen. Sich sofort nach dem Essen hinlegen.
	(Oberkörperhochlage)

ERKLÄRUNG

Diese Problematik wird in der Diätetik beschrieben als das "Frühdumping-Syndrom".

Übersetzt bedeutet das: das Essen "fällt" zu schnell in den Dünndarm (to dump = auskippen, abladen).

Den Dünndarm können Sie sich wie ein "Garnknäuel" vorstellen. Die Darmschlingen (immerhin sind es ca. 5 Meter) liegen durcheinander im Bauchraum. Wenn nun das Essen zu schnell in den Darm rutscht, sammelt es sich vor einer x-beliebigen Kurve, wo es zunächst nicht weiterkommt. Sie haben das Gefühl, "einen Stein im Bauch" zu haben. Ihr Körper möchte die Nahrung weitertransportieren und reagiert, indem er Flüssigkeit in den Darm leitet, welche er sich aus dem Kreislaufsystem holt. Auf diese Weise wird der Nahrungsbrei verdünnt und kann besser weiterfließen. Durch die hierdurch bedingte fehlende Flüssigkeit im Kreislaufsystem kommt es zu einem Blutdruckabfall. Um den Druck im Kreislaufsystem aufrechtzuerhalten, muß das Herz schneller schlagen. Das empfinden Sie als unangenehm, zumal dies mit Hitzewallungen und Schweißausbrüchen einhergeht. Desweiteren verspüren Sie ein

Bauchrumoren, weil der Nahrungsbrei in Bewegung gerät. Bei manchen kommt es zu spontanem Durchfall.

HILFESTELLUNG

Essen Sie langsam, nehmen Sie sich Zeit zum Essen und gründlichen Kauen.

Verzehren Sie nur kleine Portionen, dafür aber häufig.

Versuchen Sie weitestgehend, das Trinken vom Essen zu trennen. Trinken sollten Sie nur bis zu einer Viertelstunde **vor** dem Essen und frühestens eine halbe Stunde **nach** dem Essen. Beim Essen auf das Trinken zu verzichten, bereitet vielen sicherlich Umstellungsschwierigkeiten.

Um dennoch genügend Flüssigkeit aufzunehmen, sollten Sie morgens, nüchtern, ein bis zwei Tassen Tee oder Kaffee (ohne Zukker/Honig) trinken und jeweils zwischen den Mahlzeiten auf eine ausreichende Flüssigkeitszufuhr achten.

Die Massage der Ohrspeicheldrüsen (am Wangenknochen vor dem Ohr) kann eine gewisse Erleichterung bringen, weil dadurch die Speichelsekretion angeregt wird.

Sich nach dem Essen hinzulegen, lindert sicherlich auch Ihre Beschwerden. Achten Sie jedoch darauf, daß Sie in einer Oberkörperhochlage liegen (siehe Entzündung der Speiseröhre).

Meist genügt es schon, im Ohrensessel zu dösen, denn schlafen sollten Sie nachts.

KOMMENTAR

Auch wenn das Essen bei vielen von Ihnen in der Vergangenheit eine Nebenrolle gespielt haben mag, gebührt dem Essen jetzt ein sehr wichtiger Platz in Ihrem Tagesablauf.

3.5 SPÄTDUMPING

Sie verspüren...	Was Sie tun können...
Schwächegefühl Schweißausbrüche einen schnellen Puls Heißhunger Kopfschmerzen (meistens treten diese Beschwerden etwa 1½ Std. nach dem Frühstück auf)	Sofort ein Plättchen Traubenzucker zu sich nehmen (nicht mehr!). Im Anschluß hieran eine halbe Scheibe Brot mit Marmelade essen, nach weiteren 20 Minuten wieder eine Kleinigkeit (Kompott, Joghurt o.ä.) essen.

ERKLÄRUNG

Keine Sorge, Sie leiden nicht an der bekannten Zuckerkrankheit (Diabetes).

Aufgrund der Magenoperation gelangen nunmehr alle Zucker, die in der Nahrung vorhanden sind, schneller in den Darm und dadurch auch schneller in Ihre Blutbahn. Hierdurch steigt erwartungsgemäß Ihr Blutzucker an.

Auf diesen raschen Anstieg des Zuckers antwortet Ihr Körper (hier die Bauchspeicheldrüse) mit Ausschüttung des blutzuckersenkenden Hormons, des Insulins. Auf diesen raschen Blutzuckeranstieg und die Reaktion der Bauchspeicheldrüse erfolgt wiederum eine zu schnelle Senkung des Blutzuckers bis unter sein normales Niveau, eine Unterzuckerung. Die zu schnelle Senkung des Blutzuckers einerseits und die Unterzuckerung andererseits sind die Ursache Ihres Unwohlseins.

Am heftigsten und häufigsten tritt dieses Phänomen etwa 1½ Stunden nach dem Frühstück auf (wahrscheinlich weil es für die meisten Menschen die erste Mahlzeit nach einer langen Nüchternzeit ist und diese meist "süß" gestaltet wird).

In der Regel nimmt das Spätdumping im Laufe der Zeit ab, kann aber bei allen Magenoperierten durch übermäßigen Verzehr zuckerhaltiger Produkte immer wieder und auch noch nach Jahren hervorgerufen werden.

Es ist also wichtig, auf Zucker und versteckte Zucker zu achten und diese dann auch nicht zu essen! Dies gilt vor allem für das Frühstück.

Um Ihnen einen Eindruck zu geben, welche Zucker unter anderen Namen vertrieben werden, finden Sie untenstehend eine Liste der in der Lebensmittelindustrie bekannten und gebräuchlichen Zucker. (Diese Liste erhebt keinen Anspruch auf Vollständigkeit.)

Lebensmittel mit einem hohen Gehalt an Zucker sind natürlich auch zu meiden, hier sind zu nennen:

Marmelade, Kompott mit Zucker, Kuchen, Eis, Malzbier, Weintrauben, Nuß-Nougat-Cremes, Limonaden, Schokolade, Milchprodukte mit Früchten.

Alternativen zu diesen zuckerhaltigen Produkten sind: Süßstofftabletten oder sog. Diabetikerprodukte, die mit Süßstoff gesüßt sind, und auch sog. "light"-Getränke.

ZUCKER ANDERS GENANNT

Ahornsirup	Disaccharide	Haushaltszucker
Bastardzucker, braun	Fabrikzucker	Honig
	Farinzucker, braun	Invertzucker
Bastardzucker, weiß	Farinzucker, weiß	Isomaltose
	Fruchtzucker	Kandis, braun
Bienenhonig	Fruktose	Kandis, weiß
Dextrin-maltose	Gelierzucker	Karamel
Dextro-pur	Glukose	Kölner Zucker
Dextrose	Hagelzucker	Krümelzucker

Kunsthonig	Monosaccharide	Saccharose
Malto-dextrin	Nährzucker	Traubenzucker
Maltose	Puderzucker	Ursüße
Malzextrakt	Pulverzucker	Urzucker
Malzzucker	Rohrzucker	Zucker
Melasse	Rübensirup	Zuckerhut
Melassesirup	Rübenzucker	Zuckerstreusel

KOMMENTAR

Um gezielt Maßnahmen gegen die oben beschriebene Unterzuckerung ergreifen zu können, bedarf es eines sog. Blutzucker-Verlauf-Testes (Dumping-BZ), den Sie allerdings nur in einer Klinik oder beim Hausarzt durchführen lassen können.

Hierbei wird wie folgt vorgegangen:

1. Blutzuckerabnahme nüchtern (07.30 h).

2. Danach frühstücken Sie.

3. Eine Stunde nach der Nüchternabnahme erfolgt die zweite Blutabnahme (08.30 h),

4. und dann noch 4 mal jeweils halbstündlich.

   Während dieser Zeitspanne essen und trinken Sie, wie Sie es gewohnt sind!

Mit Hilfe dieser Werte läßt sich ermitteln, wann genau Sie Zwischenmahlzeiten einnehmen sollten, um einem raschen Anstieg und Abfall Ihres Blutzuckerspiegels zuvorzukommen.

Wenn Sie Ihre Mahlzeiten umgestellt haben, sollten Sie den Blutzuckerspiegel wieder 6 mal bestimmen lassen, um so Ihren Erfolg zu objektivieren und um eventuell noch weitere Korrekturen durchführen zu können.

Auf der nächsten Seite wird ein Beispiel gezeigt, wie dieser "Dumping-BZ" in unserer Klinik durchgeführt wird.

Beispiel ohne Korrektur:

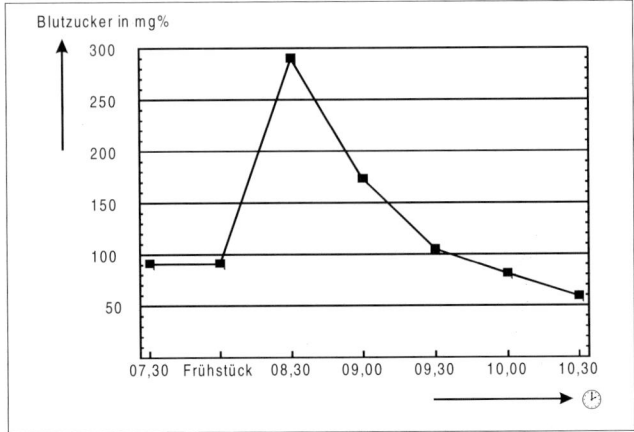

Anmerkung:
Dieses Frühstück enthielt Zucker im Kaffee und eine Scheibe Dinkelbrot mit Konfitüre. Im weiteren Verlauf wurden keine Zwischenmahlzeiten gegessen.

Oben gezeigtes Beispiel mit Korrekturen:

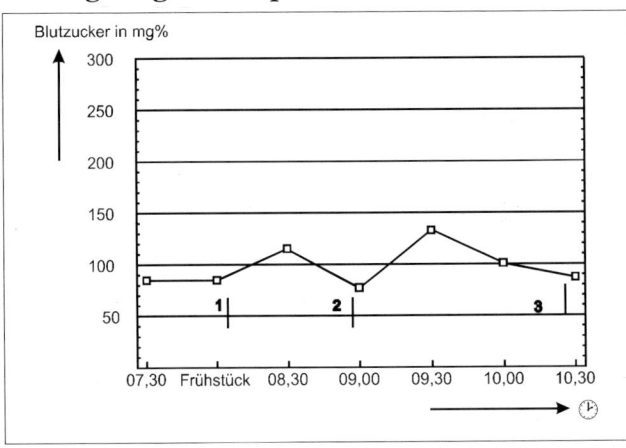

Anmerkung:

zu 1   Kaffee ohne Zucker, Dinkelbrot mit Käse.

zu 2   Kurz nach 09.00 Uhr wurde eine weitere Scheibe Brot mit Käse gegessen.

zu 3   Kurz nach 10.30 Uhr wurde ein Schälchen Kompott gegessen.

Falls Sie die beschriebenen Symptome einer Unterzuckerung bei sich bemerken, ist es außerordentlich wichtig, daß Sie sofort Gegenmaßnahmen ergreifen. Sorgen Sie deshalb dafür, daß Sie immer Traubenzucker bei sich haben.

Auch wenn es auf den ersten Blick widersprüchlich erscheint, ist es erforderlich, daß, wenn Sie die beschriebenen Symptome der Unterzuckerung verspüren, sofort ein Plättchen Traubenzucker zu sich nehmen und im Anschluß daran eine Scheibe Brot mit Marmelade essen. Der Traubenzucker erfüllt die Aufgabe, den nach übermäßiger Insulinausschüttung erniedrigten Blutzuckerspiegel wieder zu normalisieren. Im direkten Anschluß hieran sollten Sie eine halbe Scheibe Brot mit Belag oder eine Portion Obst oder ein Schälchen Kompott essen, um den Blutzucker stabil zu halten.

RAUM FÜR PERSÖNLICHE NOTIZEN

3.6 FETTSTUHL oder

UNVOLLSTÄNDIGE NAHRUNGSVERWERTUNG

Sie verspüren...	Was Sie tun können...
Durchfall, oder hellen (weißen, grauen) Stuhl, oder gelben Stuhl, und der Stuhl "schwimmt" in der Toilette, und der Stuhl "stinkt". Keine Gewichtszunahme	Sofort den Fettverzehr so stark wie nur möglich einschränken. Regelmäßige und richtige Einnahme der Bauchspeicheldrüsenpräparate. Vor jedem Essen einen Fettapéritif zu sich nehmen.

ERKLÄRUNG

Der Magen läßt nur eine geringe Menge des Nahrungsbreis und zerkleinerte Nahrungspartikel in den Zwölffingerdarm fließen. Nahrungspartikel, die den Magen verlassen, haben einen Durchmesser von ca. 2 mm.

Nachdem der Nahrungsbrei den Magen verlassen hat, fließt er durch den Zwölffingerdarm, wo er sich mit den Lebersäften (Gallenflüssigkeit) und den Verdauungssäften der Bauchspeicheldrüse so vermischt, daß die aufgenommene Nahrung optimal verwertet wird. Ohne die Lebersäfte und Bauchspeicheldrüsensäfte ist unser Körper nicht in der Lage, Nahrung zu verdauen, insbesondere nicht Fette, die er aber als wichtige Energieträger braucht.

Auch bei zusätzlicher Entfernung der Gallenblase werden weiter die sog. Gallensäfte von der Leber produziert und ausgeschüttet. Die Gallenblase dient als Reservoir der Lebersäfte, nicht als Produktionsstätte.

Durch die bei Ihnen durchgeführte Operation ist nun der **Weg** der Verdauung ein anderer geworden. Das Essen geht nicht mehr durch den Zwölffingerdarm, da er nach der Operation durch "Y-Roux" ausgeschaltet wurde, sondern er umgeht ihn (siehe Operationsverfahren). Bei Ausschüttung der Verdauungssäfte in den Darmtrakt ist der Nahrungsbrei schon so weit transportiert, daß die Verdauungssäfte und der Nahrungsbrei sich nicht zeitlich abgestimmt vermischen können, d.h. die Verdauungssäfte "hinken" sozusagen hinter dem Nahrungsbrei her. Dadurch kann sich der größte Anteil des Nahrungsbreis nicht mit den Verdauungssäften vermischen, und es wird nur ein geringer Anteil des gesamten Essens überhaupt verdaut und durch den Körper aufgenommen. Besonders die nicht verdauten Fette können einen ständigen Durchfall verursachen. Fette, die nicht verdaut werden, haben eine abführende Wirkung.

Die Folgen sind:

⇒ Die nicht verdauten Nahrungsbestandteile werden ungenutzt ausgeschieden.

⇒ Lebenswichtige Nahrungsbestandteile (z.B. Vitamine und Mineralien) können schlechter aufgenommen werden.

⇒ Deshalb geraten Sie auf Dauer in einen schlechten Ernährungszustand.

⇒ Sie nehmen ständig an Gewicht ab.

Auch wenn Sie keinen Durchfall haben, bedeutet dies noch lange nicht, daß die aufgenommene Nahrung vollständig verwertet wurde. Um Ihre Situation richtig einschätzen zu können, gibt es einige sehr einfache Beobachtungsmerkmale:

⇒ Der Stuhl soll braun sein.

⇒ Der Stuhl soll in der Toilette absinken.

⇒ Der Stuhl "stinkt" weniger penetrant.

Achtung: Eisentabletten färben den Stuhl auch braun!

Die Farbe des Essens hat selten Einfluß auf die Farbe des Stuhls. Allerdings können z.B. Rote Bete und Spinat die Stuhlfarbe verändern. Weiße Lebensmittel verursachen keinen weißen Stuhl!

Durch Ihre Erkrankung und die erfolgte Operation haben Sie wahrscheinlich etliches an Gewicht verloren. Die meisten sind darum auch bemüht, wieder schnell an Gewicht zuzunehmen. Was liegt nun mehr auf der Hand, als so vorzugehen, wie man es im allgemeinen tut, viel Fett essen: dick Butter, viel Aufschnitt, vielleicht ein Stück leckeren Kuchen, eine extra Portion Schlagsahne, Schokolade, Chips, Bratkartoffeln usw. Vor der Operation war das auch so: "je mehr Fett ich esse, desto dicker werde ich".

Wie Sie vielleicht schon festgestellt haben, gelten jetzt aber ganz andere Spielregeln. Eine ist:

"Je *mehr* Fett ich esse, desto *dünner* werde ich!".

Darum ernähren Sie sich mit Vernunft - fettarm -; dem Geschmack des Essens tut weniger Fett keinen großen Abbruch. Das Vergnügen am Leben wird dadurch aber unbestritten höher.

MEDIKAMENTE

Über die Verordnung und Dosierung bestimmt Ihr Arzt.

Um die Problematik der gestörten Fettverdauung so gering wie nur möglich zu halten, ist die zusätzliche Einnahme von Bauchspeicheldrüsenfermenten (z.B.: Kreon®, Panzytrat®, Pankreon®) zu empfehlen. Hierbei sind folgende Regeln zu beachten:

Die richtige Einnahme

Diese Präparate gibt es als Kapseln oder als Granulat. Die Kapselhülle dient zum Schutz der Bauchspeicheldrüsenfermente vor der Magensäure. Diese fehlt jetzt ohnehin. Die Kapsel behindert die Freisetzung des Wirkstoffes. Zudem kommt es nach Magenentfernung zu einem schnelleren Transport des Essens durch den Darm, so daß man davon ausgehen kann, daß dieses Präparat in einer Kapsel weniger hilft. Speziell für Menschen nach Magenentfernung ist das Granulat die einzig sinnvolle Darreichungsform.

Sollte Ihnen der Arzt einmal aus Versehen Kapseln verschrieben haben, so entfernen Sie die Kapselhülle und nehmen nur den Kapselinhalt, das Präparat, ein.

Zeitpunkt der Einnahme

Die beste Wirkung erzielen diese Präparate, wenn sie wie folgt eingenommen werden:

⇒ Zuerst essen Sie ein bis zwei kleine Bissen Ihrer Mahlzeit. Bitte gründlich kauen!

⇒ Dann nehmen Sie die Hälfte des Granulats mit wenig Flüssigkeit ein

⇒ und essen weiter, bis Sie meinen, die Hälfte Ihrer Mahlzeit gegessen zu haben.

⇒ Erst dann nehmen Sie die restliche Hälfte des Granulats ein

⇒ und essen Ihre restliche Mahlzeit auf.

So erzielen Sie optimale Voraussetzungen für die Vermischung des Essens mit dem Granulat und die Verwertung aller Nährstoffe.

Achtung: Das Granulat nicht über das Essen streuen. Es verliert so seine Wirkung.

Dosierung der Medikation

Die Anfangsdosierung beträgt meistens 1-1-1. Das bedeutet, daß Sie zu jeder Hauptmahlzeit (morgens - mittags - abends) einen Beutel Granulat einnehmen. Sollte dennoch ein sog. Fettstuhl bzw. Durchfall weiterbestehen, nehmen Sie zu den Zwischenmahlzeiten jeweils einen halben Beutel. Sollte diese Dosierung auch noch nicht ausreichen, so nehmen Sie Rücksprache mit Ihrem Arzt, ob Sie die doppelte Menge einnehmen können.

Wohlbemerkt: nur mit einer Nahrungsumstellung (fettarm) erzielen Sie mit Hilfe dieses Medikaments die höchste Zufriedenheit.

Dauer der Medikation

Um beurteilen zu können, ob Sie dieses Medikament weiter benötigen, ist es wichtig, daß Sie Ihren Stuhl gut beobachten. Dabei
sind das Stuhlgewicht, der Stuhlgeruch und die Stuhlfarbe von Bedeutung:

1. Das Stuhlgewicht

Je mehr Fett unverdaut ausgeschieden wird, desto geringer ist das
Gewicht des Stuhls. "Schwimmt" der Stuhl in der Toilette, war die
Fettverdauung nicht ausreichend, und der Stuhl enthält zu viel Fett.
Sinkt der Stuhl ab, so kann man davon ausgehen, daß das aufge-
nommene Fett optimal verwertet wurde und die Medikamenten-
einnahme korrekt war.

2. Der Stuhlgeruch

Penetrant riechender Stuhl ist auf eine hohe Eiweißausscheidung
zurückzuführen. Durch die mangelnde Fettverdauung und den dadurch bedingten "Durchfall" (schnellerer Durchlauf der gesamten
Nahrung durch den Darm) werden auch andere Nahrungsbestandteile nicht gut aufgenommen und Sie "verschenken" wertvolle Nährstoffe.

3. Die Stuhlfarbe

Je heller die Stuhlfarbe ist, desto höher ist die Fettausscheidung.

Sind alle 3 Merkmale normal, können Sie das Medikament reduzieren. Wichtig ist dabei, daß Sie das Medikament nicht auf einmal
absetzen, sondern die Dosis halbieren. Bleibt auch danach der Stuhl
normal, können Sie das Medikament weglassen.

Achtung: *Die Dosierung und Dauer der Medikation sollte immer in
Rücksprache mit Ihrem Arzt erfolgen.*

Umgang bei Zahnprothese

Falls Sie eine Zahnprothese haben, sollten Sie darauf achten, daß
das Granulat nicht zwischen Prothese und Zahnfleisch gelangt, da
es die Mundschleimhaut verätzen kann.

Feste und Feiern

Wenn gefeiert wird, möchte man meistens auch lecker essen. Lekkeres Essen wird oft gleichgesetzt mit fettem Essen. Also tragen Sie vorsorglich Kreon®, Pankreon® oder Panzytrat® bei sich.

DER FETTAPÉRITIF

Ein einfaches Mittel, um die Ausschüttung der Verdauungssäfte zu verbessern, ist die Einnahme **eines dünn mit Butter bestrichenen Zwiebacks** etwa fünf Minuten **vor** der eigentlichen Mahlzeit.

Dies führt dazu, daß die Ausschüttung der Verdauungssäfte angeregt wird und diese sich dann leichter mit dem Nahrungsbrei vermischen können.

Alternative zum Zwieback:

⇒ Knäckebrot, dünn mit Butter bestrichen

⇒ eine Ecke Schokolade (nur wenn kein Spätdumping besteht)

⇒ eine kleine Praline (nur wenn kein Spätdumping besteht)

⇒ im Restaurant oder bei Festen: ein Stückchen Brot mit Kräuterquark (-butter)

⇒ ein Butterkeks oder sonstiges Kleingebäck

FETTREICHE LEBENSMITTEL

fettes Fleisch	Bratfisch	Margarine
paniertes Fleisch	Ölsardinen	Öl
(Bauch-) Speck	Fisch in Öl	Sahne
Haut von Geflügel	Makrele	Crème Fraîche
Gänsebraten	Aal	Sahnejoghurt
Ente	Heilbutt	Mayonnaise
fette Wurstsorten	Schillerlocken	Rémoulade
Käse über 48%	Heringsstip (fertig)	Fertigsoßen
F.i.Tr.	Kuchen	Sauce Hollandaise
vegetarische Paste-	Sahnetorten	Sauce Béarnaise
ten	Berliner	Chips/Flips
Pommes frites	Krapfen	Pralinen
Bratkartoffeln	Milchschnitte	Schokolade
Röstis	Blätterteig	Nuß - Nougat -
Reibekuchen	Christstollen	Crème
Kroketten	Butter	Erdnußbutter
Backfisch	Kräuterbutter	Marzipan

RAUM FÜR PERSÖNLICHE NOTIZEN

_____

_____

_____

_____

_____

_____

_____

_____

_____

3.7 DURCHFALL

Sie verspüren...	Was Sie tun können...
Durchfall	Die Ursache kann sehr vielfältig sein.
	Lesen Sie hierzu die Erklärung.

ERKLÄRUNG

Um den Durchfall zu beseitigen, bedarf es zunächst einer genauen Abklärung der Ursache. Überprüfen Sie, welche der untenstehenden Punkte bei Ihnen als Ursache in Frage kommen könnten:

Fette

Überprüfen Sie, ob Sie nicht doch zuviel Fette aufnehmen. Denken Sie hierbei auch an versteckte Fette in Wurst, Käse, Kuchen, Schokolade, Chips o.ä..

Lesen Sie hierzu das Thema "Fettstuhl".

Milch

Trinken Sie vorerst keine Milch mehr, essen Sie auch keine Milchsuppen! Hört der Durchfall dann auf, können Sie davon ausgehen, daß Sie eine Milchunverträglichkeit haben.

Lesen Sie hierzu das Thema "Milchunverträglichkeit".

Trinken

Es ist durchaus möglich, daß Sie zuviel beim oder sofort nach dem Essen trinken. Auch hier gilt es, das Trinken beim oder direkt nach dem Essen auf ein Minimum zu reduzieren. Um dennoch genügend Flüssigkeit aufzunehmen, empfiehlt es sich, bis zu einer Viertelstunde vor dem Essen nichts oder frühestens eine halbe Stunde nach dem Essen etwas zu trinken.

Lesen Sie hierzu "Mundtrockenheit", "Austrocknung" und "Frühdumping".

Außerdem kann es durch einen zu hohen Temperaturunterschied zwischen Darm (ca. 37° C) und Getränk (auch Zimmertemperatur ist meistens mit ca. 20° C zu kalt) zu einer reflexartigen Darmbewegung und somit zu einer spontanen Stuhlentleerung kommen.

Obst und Getränke

Vom gleichzeitigen Verzehr von Getränken und frischem Obst ist abzuraten, da dies in der Regel Durchfälle verursacht.

Bakterien

Aufgrund des fehlenden Magens fehlt die Magensäure. Hierdurch kommt es schneller zu einem Darminfekt. Achten Sie deshalb auf eine besonders sorgfältige Hygiene bei der Nahrungszubereitung, insbesondere in der wärmeren Jahreszeit.

Lesen Sie hierzu das Thema "Essen und Urlaub".

Medikamente

Einige Medikamente können Durchfall verursachen. Fragen Sie Ihren behandelnden Arzt, ob dies bei den von Ihnen eingenommenen Medikamenten der Fall sein könnte.

Röntgenkontrastmittel

Wenn eine Durchleuchtung Ihres Darmtraktes durchgeführt wird, müssen Sie vorher meist ein "Kontrastmittel" trinken (einen weißen Brei). Dieses Kontrastmittel verursacht bei den meisten Menschen nach Magenentfernung Durchfall, der jedoch am gleichen Tag wieder abklingt.

Chemotherapie

Während oder in den ersten Wochen bei/nach einer Chemotherapie ist der Darm überempfindlich und reagiert mit Durchfall. Beachten Sie deshalb während dieser Zeit genauestens die Liste der "Entscheidungshilfen bei der Wahl der Lebensmittel."

Lebensmittelunverträglichkeiten

Um einen Überblick über die Lebensmittel zu erhalten, die Sie nicht vertragen, empfiehlt es sich ganz besonders, direkt nach der Operation aufzuschreiben, was Sie wann essen und ob es Ihnen bekommt oder welche Beschwerden auftreten.

Lesen Sie hierzu "Ernährungsprotokoll".

ERNÄHRUNGSPROTOKOLL

Schreiben Sie, solange Sie Beschwerden verspüren, genau auf, was Sie essen und trinken, auch Wasser. Bei Kaffee und Tee sollten Sie vermerken, ob Sie ihn mit oder ohne Milch/Sahne/Zucker/Süßstoff o.ä. getrunken haben. Gerade "Kleinigkeiten" können eine große Wirkung hervorrufen.

Notieren Sie auch die Uhrzeit der Nahrungsaufnahme und den Zeitpunkt der eventuell aufgetretenen Beschwerden (z.b.: Völlegefühl, Würgereiz, Schweißausbrüche, Schmerzen im oberen oder unteren Bauch, Stuhlgang usw.).

Auch hier können Reaktionen und Beobachtungen, die Ihnen vielleicht nicht wichtig erscheinen, dem Ernährungsberater wertvolle Hinweise geben, wie er Ihnen Erleichterung verschaffen kann.

Nehmen Sie Medikamente, so müssen auch diese von Ihnen aufgeführt werden. Art und Menge unter Angabe der Uhrzeit sind, am besten unter der Rubrik "Art des Lebensmittels", anzugeben.

Beispiel eines Ernährungsprotokolls			
Tag:			
Uhrzeit	**Menge**	**Art des Lebensmittels**	**Anmerkung, mit Uhrzeit**
7.30 nüchtern	2 Tassen	schwarzer Tee	Stuhlgang, breiig 7.45 Uhr
08.00	1 Stück 2 Messersp. 3 Teelöffel 20 g 1/2 Tasse 1 Beutel	dunkles Brötchen Butter Erdbeermarmelade fettarmer Käse Kaffee, schwarz Kreon®/ Panzytrat®	
09.30	1 Stück	Banane	
11.00	150 g	1 Becher Fruchtjoghurt (3,5%)	Aufstoßen, 15 Minuten später
		usw...	

persönliches Ernährungsprotokoll			
Tag:			
Uhrzeit	**Menge**	**Art des Lebensmittels**	**Anmerkung, mit Uhrzeit**

3.8 EXSIKKOSE - AUSTROCKNUNG

Sie verspüren...	Was Sie tun können
Abgeschlagenheit, Benommenheit,	Trinken
Kopfschmerzen, Verwirrtheit,	
Konzentrationsschwierigkeiten,	
Durstgefühl (nicht immer),	
Mundtrockenheit,	
Unterarmhautfalte bleibt sichtbar,	
dunklen Urin.	

ERKLÄRUNG

Auf Grund der Magenoperation ist es für manche Menschen schwierig, Flüssigkeit wie gewohnt zu trinken. Am auffälligsten ist das, wenn Sie versuchen, kaltes Wasser zu trinken (sogar bei Zimmertemperatur). Ursächlich hierfür ist die unterschiedliche Beweglichkeit der Speiseröhre und des Dünndarms (Lesen Sie hierzu "Schluckstörungen").

Erschwerend kommt hinzu, daß der Mensch mit zunehmendem Alter ein abnehmendes Durstempfinden hat. Der Körper eines Erwachsenen besteht zu ca. 60% aus Wasser. Täglich werden über Transpiration, Atmung, Urin und Stuhl ca. 2,5 Liter ausgeschieden. Der Körper braucht also immer wieder neue Flüssigkeit. Die Nahrungsaufnahme allein kann diesen Bedarf nicht abdecken. Deshalb ist es wichtig, daß Sie trinken, auch wenn Sie kein Durstgefühl haben.

HILFESTELLUNG

Für viele bedeutet es schon eine Erleichterung, wenn sie warme Getränke zu sich nehmen, weil diese aufgrund des geringen Temperaturunterschiedes besser durch den Dünndarm angenommen werden. Empfehlenswert sind schwarzer Tee oder Früchte- bzw. Kräutertees.

Mit der Flüssigkeit scheidet der Körper Salze aus. Dieser Salzverlust kann durch eine Tasse Trinkbouillon am Tag ausgeglichen werden. Gerade in der wärmeren Jahreszeit ist auf eine ausreichende Flüssigkeitsaufnahme zu achten.

Möglichkeiten, Ihre Flüssigkeitsaufnahme zu sichern:

⇒   Beginnen Sie den Tag mit einem Kännchen Tee.

⇒   Beenden Sie den Tag mit einem Kännchen Tee.

Machen Sie diese zwei Punkte zum Ritual, damit dies in Ihrem Leben zum festen Bestandteil wird.

⇒   Achten Sie darauf, daß Sie immer ein warmes Getränk in Ihrer Nähe stehen haben (auch an Ihrem Arbeitsplatz).

⇒   Stellen Sie sich abends ein Getränk (in einer Thermoskanne) auf den Nachttisch, damit Sie, falls Sie wach werden sollten, ohne viel Aufwand etwas trinken können.

⇒   Legen Sie für sich eine bestimmte Menge fest, die Sie über den Tag verteilt, bis zu einer bestimmten Uhrzeit getrunken haben möchten.

KOMMENTAR

Ob Ihre Flüssigkeitszufuhr ausreichend war, können Sie anhand Ihrer Haut und anhand Ihres Urins feststellen.

1.   Nach Anhebung einer Hautfalte am Unterarm muß diese beim Loslassen wieder "zurückschnellen", ohne eine sichtbare Falte zu hinterlassen.

2.   Ihr Urin sollte zitronengelb bis hell und durchsichtig sein. Die Mindestmenge sollte etwa bei einem Liter liegen.

Je dunkler der Urin ist, desto weniger haben Sie getrunken.

Auch über Ihre Flüssigkeitsaufnahme sollten Sie stichprobenartig ein Protokoll führen, damit Sie einen genauen Überblick darüber erhalten, wieviel Sie trinken (siehe "Ernährungsprotokoll"), und auf eventuelle Lücken in Ihrer Versorgung aufmerksam werden, die Sie dann beheben können.

Die ausreichende Flüssigkeitsmenge durch alkoholische Getränke zu erreichen, ist der falsche Weg. Alkohol führt dazu, daß Sie mehr Flüssigkeit ausscheiden als Sie an Menge getrunken haben.

RAUM FÜR PERSÖNLICHE NOTIZEN

3.9 MILCHUNVERTRÄGLICHKEIT

Sie verspüren...	Was Sie tun können...
Nach dem Trinken von Milch: Bauchkrämpfe, Darmrumoren, Durchfall.	Vorläufig bis auf weiteres keine Milch trinken.

ERKLÄRUNG

Milch enthält Milchzucker (Laktose). Das erklärt ihren süßlichen Geschmack. Die Verdauungsenzyme für Laktose (Laktase) im Dünndarm spalten den Milchzucker auf. Erst dann kann er vom Blut aufgenommen werden. Erfolgt diese Aufspaltung nicht, wirkt Milchzucker bei allen Menschen abführend.

Nach der Magenoperation besteht nach wie vor die Möglichkeit der Aufspaltung des Milchzuckers, da sie ja im Dünndarm stattfindet. Die bei vielen Magenoperierten auftretenden Beschwerden nach Milchverzehr lassen sich demnach relativ einfach erklären:

Durch das Fehlen des Magens wird die Milch nicht angesäuert und portioniert. Die Milch fließt somit zu schnell in den Dünndarm, und zwar in die Bereiche, in denen die milchspaltende Aktivität nicht mehr so stark ist. Hierdurch kann die Aufspaltung des Milchzuckers nicht richtig erfolgen, und er wirkt abführend.

ANMERKUNG

Keine Milch mehr zu trinken wäre die einfachste Möglichkeit, den durch Milchunverträglichkeit verursachten Beschwerden zu entgehen.

Doch Milch ist für uns Menschen ein wichtiges Lebensmittel. Sie ist reich an Eiweiß, Vitamin B_2, A und D und enthält eine große Menge des Mineralstoffes Kalzium.

Wenn Sie also keine Milch mehr trinken, verlieren Sie gleichzeitig einen der wichtigsten Kalziumlieferanten. Kalzium ist aber notwendig für den Erhalt der Stabilität Ihres Skelettsystems. Auf Dauer kann eine zu geringe Kalziumaufnahme zu einer Osteoporose führen.

Ebenso wichtig wie das Kalzium sind für den Knochenaufbau auch die **Vitamine A** und **D**. Auch bei zu geringer Vitamin A- und D-Aufnahme kommt es mit der Zeit selbst bei genügender Kalziumaufnahme zu einer Knochenentkalkung, da diese Vitamine die Aufgabe haben, das Kalzium im Blut aufzunehmen und in der Knochenstruktur zu verankern.

Eine Knochenentkalkung geht unter Umständen ziemlich rapide vonstatten, manchmal schon innerhalb von 3 bis 5 Jahren, und kann zu spontanen Knochenbrüchen führen.

Das Zusammenspiel zwischen Vitamin A und D und Kalzium ist im Kapitel *"Notwendige Vitamine"* verdeutlicht.

HILFESTELLUNG

Es gibt 4 Wege aus dieser Sackgasse:

⇒ Neben der Milch gibt es andere Lebensmittel, die reich an Kalzium sind, jedoch keinen Milchzucker enthalten und deshalb auch keine Beschwerden auslösen. Solche Lebensmittel sind zum Beispiel Vollmilchjoghurt, Käse, Buttermilch, Kefir. In diesen Lebensmitteln wird der Milchzucker bereits während des Herstellungsvorganges durch Milchsäurebakterien aufgespalten. Es empfiehlt sich somit, diese Lebensmittel täglich in den Speiseplan aufzunehmen.

Beachte: Aufgrund der Milchsäurebakterien können diese eine leicht abführende Wirkung haben.

⇒ Die Milchunverträglichkeit nach Magenentfernung muß nicht unbedingt ein Dauerzustand sein. Im Laufe der Zeit besteht durchaus die Möglichkeit, daß sich der Darm an die neue Situation anpaßt, da der Körper diesen Mangelzustand erkennt und ihn mit der Zeit durch eine erhöhte Produktion des Enzyms Laktase in den unteren Darmausschnitten ausgleicht. Diesen Regenerationsvorgang können Sie unterstützen, indem Sie 3 Tage hintereinander Kaffee oder Tee mit ein wenig (!) frischer Vollmilch trinken. Treten hierbei keine Beschwerden auf, so erhöhen Sie den Anteil an Milch ein wenig und behalten diese Menge wiederum für 3 Tage bei. Wenn Sie danach wiederum die Menge ein wenig erhöhen, können Sie es ab dem 10. Tag mit einer Mischung von halb Kaffee oder Tee und halb Milch versuchen. Wenn Ihnen diese Mischung bekommt, behalten Sie sie zunächst für eine Woche bei. Danach können Sie versuchen, Milch pur zu trinken. Trinken Sie die Milch jedoch nicht vor dem Frühstück, sondern 1½ Stunden später und trinken Sie sie warm.

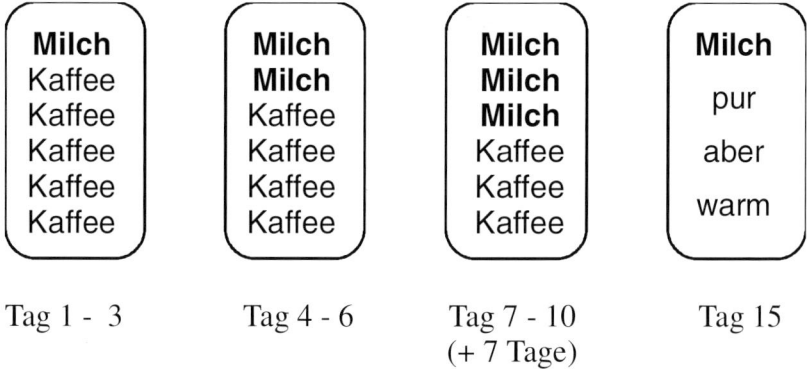

Milch	Milch	Milch	Milch
Kaffee	Milch	Milch	pur
Kaffee	Kaffee	Milch	aber
Kaffee	Kaffee	Kaffee	warm
Kaffee	Kaffee	Kaffee	
Kaffee	Kaffee	Kaffee	

Tag 1 - 3   Tag 4 - 6   Tag 7 - 10   Tag 15
                                  (+ 7 Tage)

Merken Sie, daß Sie z.B. am 7. Tag Beschwerden bekommen, so gehen Sie zurück zu **Tag 1** und fangen von vorne an.

⇒   Aufgrund der Notwendigkeit, genügend Kalzium zu sich zu nehmen, ist Kochpudding wegen seiner guten Verträglichkeit eine gute Alternative zu Milch pur. Selbst hergestellter Kochpudding wird meistens ohne Beschwerden vertragen, weil durch die festere Konsistenz die Fließgeschwindigkeit herabgesetzt wird. Für Milchsuppen gilt das gleiche.

$\Rightarrow$ Wenn die oben genannten Maßnahmen nicht den erhofften Erfolg bringen, besteht die Möglichkeit, frische Vollmilch mit dem Verdauungsenzym Laktase zu versetzen. Dieses Präparat ist im Handel als Tropfen unter dem Namen Kerulac® erhältlich. Da der Milchzucker durch Laktase schon in der Milch aufgespalten wird, schmeckt sie etwas süßer. Sie enthält aber weiterhin alle wichtigen Bestandteile. Am besten verarbeiten Sie jeweils immer nur einen halben Liter Milch, da die Haltbarkeitsdauer durch Zugabe von Laktase herabgesetzt ist.

RAUM FÜR PERSÖNLICHE NOTIZEN

3.10 WÄHREND UND NACH EINER CHEMO-THERAPIE

Sie verspüren...	Was Sie tun können...
Übelkeit Widerwillen gegen das Essen Geruchsveränderungen Geschmacksveränderungen Mundtrockenheit Appetitlosigkeit Antriebslosigkeit Mundschleimhautreizungen	Ausreichend trinken (ggf. leicht gekühlte Getränke). Nahrung in flüssiger / breiiger Form zu sich nehmen. Zusatz-Trinknahrungen einsetzen. Nicht scharf würzen, nicht zu salzig, nicht zu süß. Mundspülungen mit Kümmel-Fenchel-Anis Tee oder Kamillentee durchführen. Eiswürfel und / oder Bonbon lutschen.

ERKLÄRUNG

Bei einigen Betroffenen wird im Anschluß an die Operation eine Chemotherapie durchgeführt. Sie kann ein anhaltendes Übelkeitsgefühl und dadurch einen Widerwillen gegenüber jeder Art von Nahrung hervorrufen. Dies bedeutet eine zusätzliche Belastung für Sie.

Ebenso können nach einer Chemotherapie Geruchs- und Geschmacksveränderungen erlebt werden, die den Widerwillen gegen das Essen noch verstärken. Zudem beschreiben viele Betroffene eine Mundtrockenheit, durch die die Nahrungsaufnahme erheblich erschwert wird. Durch die Abneigung gegen das Essen und die erschwerte Nahrungsaufnahme ist ein Gewichtsverlust zu erwarten, der Sie schwächt und Antrieblosigkeit begünstigt.

Zunächst ist es wichtig, daß Sie genügend Flüssigkeit aufnehmen. Den Tag nüchtern mit 1 bis 2 Tassen Tee zu beginnen, sollte für Sie zu einer Selbstverständlichkeit werden. Von Pfefferminztee ist abzuraten, da dieser eher reizt als lindert.

Wenn Sie unter Mundtrockenheit leiden, ist es sinnvoll, die Nahrung mit flüssiger/breiiger Kost zu ergänzen, z.B. Milchsuppen, Milchshakes (leicht gekühlt), genügend Soße zum Mittagessen, Kartoffel-Gemüse miteinander gekocht und gedünstetes Obst sind leichter zu essen.

Wenn Sie Suppen gut vertragen, können Sie aus Gemüse, Kartoffeln und Fleisch eine gemixte dicke Suppe herstellen. Zusätzliche Energie in Form von Eiweißpulver (z.B. Protein 88®) oder Kohlenhydratpulver (z.B. Malto-Dextrin®) läßt sich gut unter diese dicken Suppen mischen.

Der Geschmack einer Zusatz-Trinknahrung ist für viele Betroffene gewöhnungsbedürftig, so daß sie lieber auf Trinknahrung verzichten. Sie sollten Trinknahrung jedoch als notwendige "Medizin" betrachten nach dem Motto: Sie schmeckt zwar nicht gut, aber sie hilft Ihnen, denn sie liefert Ihnen Kohlenhydrate und Eiweiße, die Sie auf keine andere Weise in der für Sie erforderlichen Menge zu sich nehmen können.

Ist die Mundschleimhaut gereizt, verschafft ein Eiswürfel Linderung, den Sie langsam im Mund zergehen lassen, aber auf keinen Fall herunterschlucken sollten.

3.11 Gewichtsverlust

Durch Operation, Liegedauer im Krankenhaus, Nahrungsabstinenz und Probleme beim Essen ist es normal, daß Sie Gewicht verlieren. Im Durchschnitt verliert fast jeder Betroffene ungefähr 15% des Gewichtes, das er/sie 1 Jahr vor der Operation hatte. Eine generelle Patentlösung für eine Gewichtszunahme gibt es nicht.

Was Sie vor allem beachten sollten, ist die Fettaufnahme. Diese sollte gerade unmittelbar nach der Operation so gering wie möglich gehalten werden. Fette in der Nahrung erschweren in beträchtlichem Umfang die allgemeine Nahrungsverwertung, und deshalb werden Sie im Gegensatz zu der Zeit vor der Operation durch eine vermehrte Fettaufnahme mehr Gewicht verlieren.

Gewichtsverlust geht Hand in Hand mit für Sie spürbaren Beschwerden, aber auch mit Abläufen in Ihrem Körper, die Sie unter Umständen nicht spüren.

Kalorienbedarf

Um sich eine annähernde Vorstellung davon machen zu können, wieviele Kalorien Sie pro Tag benötigen, können Sie die untenstehende Berechnung durchführen.

Körpergröße in cm minus 100 mal 25

Beispiel: Eine Frau mit einer Körpergröße von 170 cm benötigt somit:

170 - 100 = 70

70 x 25 = 1750 Kcal. pro Tag.

Diese 1750 Kcal. reichen aus, um Ihr jetziges Gewicht zu erhalten. Möchten Sie aber an Gewicht zunehmen, so sollten Sie etwa 300 Kcal. pro Tag mehr essen.

Flüssigkeitsbedarf

Auch die Trinkmenge läßt sich anhand der nächsten Formel einfach berechnen:

Körpergröße in cm minus 100 mal 35

So benötigt oben genannte Frau:

70 x 35 = 2450 ml = ca. 2,5 Liter Flüssigkeit am Tag.

Die gesamte Nahrung eines Tages enthält ungefähr 1 Liter Flüssigkeit. Somit ist im oben gezeigten Beispiel noch eine Flüssigkeitsaufnahme von ca. 1,5 Liter erforderlich.

3.12 Erbrechen - Würgereiz

Der Magen ist ein sog. Hohlmuskel, der sich spontan zusammenziehen und den verbleibenden Nahrungsbrei schwallartig herauswerfen kann. Diese Fähigkeit hat der Dünndarm nicht. Nach einer Magenentfernung kann es eigentlich nicht mehr vorkommen, daß Sie erbrechen. Dennoch geben manche Betroffene an, daß dies nach der Operation gelegentlich passiert, sich aber nach einigen Wochen verliert.

Nach der Operation hat der Dünndarm zunächst Schwierigkeiten, die aufgenommene Nahrung in einem ausreichenden Tempo weiterzutransportieren (siehe Schluckstörungen). Um dies dennoch zu erreichen, produziert der Dünndarm vermehrt Schleim (Gleitmittel). Wird jedoch der Schleim durch die Nahrung, die sich im Darm befindet, daran gehindert abzufließen, so steigt dieser nach oben in Richtung Speiseröhre. Gelangt nun ein Teil des Schleims in die Speiseröhre, so wird dieser als "Fremdkörper" empfunden, und in der Speiseröhre wird der Reflex "Würgen" ausgelöst.

Nach der Magenentfernung ist ein langsamer Kostaufbau über Bouillons, Milchsuppen, Pudding, passierten Kompott oder Kartoffelbrei mit Soße zu empfehlen. Eine Anreicherung mit Eiweißpulver und Energie, wie im Rezeptteil beschrieben, ist durchaus sinnvoll. Danach können Sie versuchen, Knäckebrot, Quark und Marmelade, streichfähigen Käse und Wurst, püriertes Fleisch zum Mittagessen in Form von z.B. Klopsen mit wenig Gemüse (siehe Lebensmittelauswahlliste) zu essen.

Neben einem durchdachten Kostaufbau können Medikamente, die die Darmbeweglichkeit fördern (z.B. Gastrosil®, Paspertin®, Propulsin®), den Würgereiz lindern.

3.13 Blähungen

Die Ursachen für Blähungen können vielschichtig sein. Nach der Magenentfernung ist hauptsächlich eine unvollständige Nahrungsverwertung in Betracht zu ziehen. Die nicht verdauten Nahrungspartikel gelangen in den Dickdarm. Hier "freuen" sich die Dickdarmbakterien, die den verbliebenen Nahrungsbestandteil verdauen, wodurch Blähungen entstehen, die lästig bis hin zu schmerzlich sein können.

Maßnahmen zur Linderung sind:

gründliches Kauen,

während der Mahlzeiten nicht zu trinken,

wenig Fett zu benutzen,

die Lebensmittelauswahlliste zu beachten

und die Bauchspeicheldrüsenpräparate zum richtigen Zeitpunkt, in der richtigen Darreichungsform und in ausreichender Menge einzunehmen.

3.14 Darmverschluß

Nach jedem Baucheingriff ist das Risiko gegeben, daß einzelne Dünndarmschlingen miteinander verwachsen können. Hierdurch ist an diesen verwachsenen Stellen der Dünndarm nicht mehr so beweglich. Zudem kann eine Verwachsung den Durchfluß des Nahrungsbreis behindern, weil der Dünndarm an dieser Stelle enger ist.

Es ist im vorhinein nicht abzuschätzen, ob es bei jedem Einzelnen zu einer ausgeprägten Verwachsung kommt. Allerdings läßt sich mit Sicherheit sagen, daß ein Darmverschluß bei jedem Betroffen ein nicht auszuschließendes Risiko ist. Ein Darmverschluß geht mit heftigen Bauchschmerzen bis hin zu Stuhlerbrechen einher. Eine Notoperation ist dann meistens die einzige therapeutische Option.

Aus diesem Grund findet das Thema "Darmverschluß" in der Lebensmittelauswahlliste deutlich Berücksichtigung:

Unter dem Kriterium "Tabu" sind all jene Lebensmittel aufgeführt, die nach den Erfahrungen in der Klinik einen Darmverschluß auslösen können.

RAUM FÜR PERSÖNLICHE NOTIZEN

4. Weitere Hilfen

4.1 Medikamente

Durch die Magenentfernung kann die Wirkung von Medikamenten beeinträchtigt werden. Deshalb sollten Sie mit Ihrem Arzt besprechen, ob die bei Ihnen erforderlichen Medikamente ihre Wirkung voll entfalten können.

Gegebenenfalls müssen Sie auf eine andere Darreichungsform, z.B. Tropfen, Pulver, Brausetabletten, Zäpfchen, Injektionen, ausweichen.

Die unsichere Resorption (Aufnahme) von Medikamenten nach Magenentfernung hat für Sie zum Teil auch unerwartete praktische Konsequenzen. So wird die "Pille" als orales Antikonzeptivum bei Durchfällen nur teilweise vom Körper aufgenommen. Der Umstieg auf andere Verhütungsmittel bzw. -praktiken ist daher sinnvoll.

4.2 Notwendige Vitamine

Vitamine sind Wirkstoffe, die im Körper eine beschützende und regulierende Funktion ausüben. Für einen ungestörten Ablauf aller Stoffwechselvorgänge sind Vitamine unabdingbar. Da der Körper Vitamine nicht selber herstellen kann (oder zumindest nicht in ausreichendem Maße), ist der Mensch darauf angewiesen, sie täglich mit der Nahrung aufzunehmen.

Um eine genügende Vitaminversorgung zu gewährleisten, reicht normalerweise eine abwechslungsreiche Mischkost aus, in der täglich frisches Gemüse, frisches Obst und feingemahlene Vollkornprodukte enthalten sind. Nach Magenentfernung kann aber davon ausgegangen werden, daß einerseits der Körper aufgrund der Erkrankung, der darauf folgenden Operation und anschließenden

Wundheilung vermehrt Vitamine benötigt, und andererseits durch Schwierigkeiten bei der Nahrungsaufnahme und der reduzierten Verdauungskraft gerade anfänglich noch nicht in der Lage ist, ausreichend Vitamine mit der Nahrung aufzunehmen. Obst, Gemüse (vor allem als Rohkost) und Vollkornprodukte werden zunächst schlecht vertragen.

Deswegen ist eine zusätzliche Einnahme von Vitaminbrausetabletten durchaus berechtigt, zumindest im ersten Halbjahr nach der Operation.

Bei der Einnahme von Vitamintabletten wird fast immer der Fehler gemacht, einmal am Tag die ganze Tablette einzunehmen. Der Körper nimmt aber nur so viel auf, wie er verwerten kann. Der Rest wird über den Urin ausgeschieden. Deshalb ist die Einnahme der Vitaminbrausetablette dann am effektivsten, wenn sie jeweils in Vierteln über den Tag verteilt eingenommen wird. Dies entspricht auch eher dem natürlichen Ablauf aller Stoffwechselvorgänge in Ihrem Körper. Ihre Mahlzeiten nehmen Sie auch mehr als einmal am Tag zu sich.

Selbst bei dieser Vorgehensweise ist die Verwertung bestimmter Vitamine nach Magenentfernung immer noch gestört, und zwar bei den fettlöslichen Vitaminen A, D, E und K und einem der wasserlöslichen Vitamine, dem Vitamin B12.

Die fettlöslichen Vitamine A, D, E und K

Nach Magenentfernung ist die Aufspaltung der Fette im Darm und ihre Aufnahme ins Blut gestört. Hierdurch bedingt werden die Vitamine A, D, E und K, die nur in Fetten enthalten sind, nicht in ausreichender Menge vom Körper aufgenommen. Da diesen fettlöslichen Vitaminen aber beim Erhalt und Aufbau des Skeletts eine bedeutende Rolle zukommt, führt ein Mangel an fettlöslichen Vitaminen zu Knochenentkalkung.

Zudem sollen Magenoperierte Fette nur sparsam in ihrer Ernährung verwenden (siehe Thema Fettstuhl).

Vitamin B12

Vitamin B12, ein für die Blutbildung wichtiges Vitamin, wird normalerweise durch ein Enzym, das nur im Magen vorkommt, so aufbereitet, daß es ins Blut aufgenommen werden kann. Zwar können Sie über die Nahrung Vitamin B12 aufnehmen, aber durch das Fehlen des Magens wird auch das Enzym nicht mehr produziert, und das Vitamin kann nicht verwertet werden. Dies führt mit der Zeit zu einer Blutarmut.

Sicherung der Vitaminzufuhr

Um dennoch zu gewährleisten, daß Ihr Körper genügend fettlösliche Vitamine A, D, E und K und genügend wasserlösliches Vitamin B12 erhält, ist es ratsam, sich **alle 3 Monate** jeweils eine Spritze mit den fettlöslichen Vitaminen A, D, E und K und eine Spritze mit Vitamin B12 von Ihrem Arzt verabreichen zu lassen.

Da mit der Injektion in den Muskel der Verdauungstrakt umgangen wird, können die Vitamine direkt vom Muskel ins Blut aufgenommen werden. Die Spritzen (Injektionen) entfalten eine Langzeitwirkung für 3 Monate.

Zu beachten:

Eine häufigere Gabe der fettlöslichen Vitamine A, D, E und K führt zu einer gesundheitsbeeinträchtigenden Anhäufung dieser Vitamine. Fettlösliche Vitamine werden bei Überdosierung nicht ausgeschieden, sondern im Fettgewebe abgelagert.

4.3 Zusatznahrung

Auf dem Markt gibt es ein mannigfaltiges Angebot an Zusatz- und Trinknahrungen, sogenannten bilanzierten Diäten. Aber welche für Sie die richtige ist, entscheidet die Zusammensetzung der Nahrung.

Die Erfahrungen in unserer Klinik haben gezeigt, daß der **Fettanteil** höchstens bei 30% liegen sollte. Von einem höheren Fettanteil ist abzuraten, denn "je fetter Sie essen, desto dünner werden Sie" (siehe Thema Fettstuhl). Die Anteile von Kohlenhydraten und Eiweißen spielen eine untergeordnete Rolle.

Die **Kalorienzahl** sollte identisch sein mit der Angabe des Volumens in Millilitern (d.h. 1 kcal. = 1 ml), so daß eine Flasche mit 500 ml = 500 kcal. und eine 200 ml Packung auch 200 kcal. enthält.

Gerade im ersten Halbjahr nach der Operation empfehle ich, von der Möglichkeit der Zusatznahrungen Gebrauch zu machen.

Zusatz-Nahrungen sollen eine *Ergänzung* zu Ihrem alltäglichen Essen sein, kein Ersatz für dieses.

Neben Eiweiß, Fetten und Kohlenhydraten liefern Zusatznahrungen in der Regel einen wichtigen Beitrag an Vitaminen, Mineralstoffen und Spurenelementen. Manche Präparate decken zusätzlich einen großen Teil des täglichen Kalziumbedarfs ab (z.B. Fortimel®).

Am sinnvollsten ist die Einnahme von Zusatznahrungen in den Abendstunden nach dem Abendbrot. So wird Ihre normale Nahrungsaufnahme während des Tages durch sie nicht beeinträchtigt. Zusatznahrungen sollten Ihr Tagespensum an Energie *ergänzen* und nicht dazu führen, Ihre normale Nahrungsmenge zu verringern.

Wie für die Aufnahme anderer Lebensmittel gilt auch hier: langsam, wenig, öfter. Eine zu große und zu schnelle Aufnahme der Zusatznahrung kann zu Durchfall führen (siehe Frühdumping).

Sprechen Sie mit Ihrem Hausarzt oder direkt mit Ihrer Krankenkasse über eine Übernahme der Kosten.

5. Tips zur Nahrung und deren Zubereitung

Aus unseren Beobachtungen und Erfahrungen in der Betreuung von Patienten nach Magenentfernung haben wir eine Auswahlliste von Lebensmitteln zusammengestellt.

Hierbei haben wir uns bewußt für eine differenzierte Kriterieneinteilung (geeignet - in kleinen Mengen geeignet - ungeeignet und tabu) entschieden.

Geeignet

Hier werden die Lebensmittel aufgezählt, die Sie ohne Bedenken genießen können.

In kleinen Mengen geeignet

Direkt nach der Operation können diese Lebensmittel Beschwerden auslösen. Wenn Sie die Lebensmittelgruppe "geeignet" ohne Probleme vertragen, können Sie Ihren Tagesplan mit diesen Lebensmitteln erweitern.

Ungeeignet

Diese Lebensmittel sind nach Magenentfernung zu vermeiden. Sie können Beschwerden auslösen, auch wenn sie Ihnen gut schmekken.

Tabu

Hier sind die Lebensmittel aufgeführt, die nach unseren Erfahrungen

1. ein zu hohes Risiko für einen Darmverschluß in sich bergen (schon der Genuß kleinerer Mengen dieser Lebensnittel kann einen Darmverschluß verursachen), oder

2. Beschwerden, u.a. Durchfall oder Fettstuhl verursachen.

Im Kapitel 5.2 wird ein allgemeines Beispiel eines Tagesablaufs für das Eß- und Trinkverhalten nach Magenentfernung, Menüvorschläge und Grundrezepte angeboten.

5.1 Entscheidungshilfen bei der Wahl der Lebensmittel

Getränke	*Geeignet* Mineralwasser ohne Kohlensäure, Leitungswasser, Kräutertee, Früchtetee, schwarzer Tee, Kaffee
	In kleinen Mengen geeignet frisch gepreßte Frucht- und Gemüsesäfte, Hagebutten- und Malventee, Limonaden ohne Kohlensäure, Mineralwasser mit wenig Kohlensäure, Wein
	Ungeeignet Mineralwasser (Sprudelwasser), kohlensäurehaltige Limonaden, Pils, Altbier, Malzbier, Hefebiere, fertige Frucht- und Gemüsesäfte, zu kalte Getränke
	Tabu alkoholische Getränke mit mehr als 14% Alkohol, Sauerkrautsaft, Brottrunk, Trinkmolke
Fette/ Öle	*Geeignet* Fette und Öle nur, wenn sie sehr sparsam verwendet werden.
	Ungeeignet gehärtete Plattenfette (z.B. Biskin®, Palmin®)
Brot	*Geeignet* feingemahlenes Hefevollwertbrot (Dinkel-, Grahambrot) oder Vollwertbrötchen, Mischbrot, Graubrot, Zwieback, Knäckebrot

Brot	*In kleinen Mengen geeignet* Weißbrötchen, Weißbrot, Toastbrot (Weiß- und Vollkorn), Mehrkornbrot, Stangenbrot (Baguette), Milchhörnchen, Stutenbrot, Hefezopf
	Ungeeignet Vollkornbrot mit ganzen Körnern, Vollwertbrot mit ganzen Körnern, Sauerteigbrot, Schwarzbrot, Pumpernickel, Croissants, Müslibrötchen, Vollkornbrötchen, Rosinenstuten
Aufschnitt (Wurst, Wurstwaren)	*Geeignet* gekochter und roher Schinken (ohne Fettrand), Mortadella, Bierschinken, Geflügelwurst, Geflügelpasteten, Geflügel in Aspik, deutsches Corned Beef, kalter magerer Braten, Truthahnsalami, Putensalami, Gemüse in Aspik
	Geeignet in kleinen Mengen Teewurst, Leberwurst, Fleischwurst, Cervelatwurst
	Ungeeignet fette, stark geräucherte Wurstwaren, Mettwurst, italienische Mortadella, Cabanossi, Krakauer, Pfefferbeißer, Jägerle, Landjäger, fette Fleischpasteten, argentinisches Corned Beaf in der Dose (im Gegensatz zum deutschen Corned Beef ist agentinisches Corned Beaf in Fett eingelegt).
	Tabu Filet American, Tatar, Mettbrötchen

Käse	*Geeignet* Käse bis zu 48% Fett i. Trockenmasse (z.B.: Gouda, Edamer)
	Geeignet in kleinen Mengen Käse über 48% F. i. Tr. (z.B.: Doppelrahm-Frischkäse, Chester, Brie)
Süßer Aufstrich	*Lesen Sie hierzu den Text zum "Spätdumping".* Grundlegend gilt: nur in kleinen Mengen genießen!
Milch/ Milchprodukte	*Geeignet* frische Vollmilch (3,5% Fett), Kakao, Kefir, Dickmilch, Bio-Joghurt (3,5% Fett), selbsthergestellter Fruchtjoghurt, Milchfruchtgetränke, Quark bis 20%, selbsthergestellter Pudding, Milchsuppen, Milchreis
	Geeignet in kleinen Mengen Buttermilch, saure Sahne, Quark bis 40%
	Ungeeignet süße Sahne, Creme fraîche, Kondensmilch, fettarme Milch, Magerjoghurt, Fruchtjoghurt, Fruchtquark, Fruchtdickmilch, H-Milch, Fertigpudding, Milchprodukte mit Sahne
	Anmerkung: Milch bzw. Milchprodukte mit 3,5% Fettanteil sind zu bevorzugen, da diese ausreichend Vitamin A und D enthalten. Diese sind notwendig,

	um das vorhandene Kalzium gut in den Stoffwechsel einzubringen.
Suppen	*Geeignet* entfettete Hühner-, Fleisch- oder Gemüsebrühe, gebundene Suppen (siehe Rezept), Trinkbouillon, Eintöpfe aus geeigneten Fleisch- und Gemüsesorten (Kauen nicht vergessen!), Graupensuppe
	Ungeeignet fette Fleischbrühen, gebundene Suppen unter Beigabe von Sahne und/oder Butter o.ä.
	Tabu Eintöpfe aus Hülsenfrüchten, auch wenn diese passiert sind
Fleisch	*Geeignet* magere, gut gegarte Fleischsorten (siehe Rezept), Frikadellen, Hackbraten, Königsberger Klopse, Bockwürstchen ohne Pelle, Geflügel ohne Haut, klein geschnittenes, gar gekochtes Gulasch, Bolognese, Hähnchenbrust, Putenfleisch
	In kleinen Mengen geeignet Bratwurst oder Mettwurst (mit einer Gabel die Pelle durchstechen, so kann das meiste Fett entweichen, Pelle entfernen), Fleischkäse, Rippchen
	Ungeeignet stark gepökeltes Fleisch, Steaks, Fleisch medium oder englisch zubereitet, paniertes Fleisch/Geflügel o.ä., Haut vom Geflügel, Gänsebraten, (Bauch-)

Fleisch	Speck, Innereien, fettes Fleisch
	Tabu rohes Fleisch, Tatar, Mettbrötchen, Kohlroulade
Gemüse	*Geeignet (in frischer Form ggf. als Tiefkühlprodukt)* Möhren, Kohlrabi, Spinat, Rote Bete, Sellerie, Fenchel, Staudensellerie, geschälte Auberginen, Chicorée, Tomaten ohne Schale, entkerntes Gurkengemüse, Zucchini, Spargel (dick schälen, unterste 5 cm verwerfen, verabreichen als Brechspargel), Blumenkohl und Broccoli als Röschen, Mangold (nur die grünen Anteile)
	Geeignet in kleinen Mengen Schwarzwurzeln (blähend), Prinzeßbohnen (ohne Fäden), Mais (nur als Farbklecks, da unverdaubar), Chinakohl (nur die hellen Blätter, klein geschnitten, ohne Rippen), Spitzkohl (ohne Rippen, klein geschnitten), grüne Brechbohnen und Wachsbohnen ohne Fäden, Paprika ohne Schale
	Ungeeignet Sauerkraut (und falls doch: kleinschneiden, gar kochen, viel Kartoffeln dazu), frische Erbsen, Rosenkohl, Gemüse aus Dosen, Tiefkühlgerichte als Fertigprodukt
	Tabu Zwiebeln (roh, gekocht, gebraten, geröstet, gewürfelt, gedünstet, geschmort, püriert oder egal wie). Hülsenfrüchte: grüne Linsen, rote Linsen, gelbe

Gemüse	Linsen, weiße Bohnen, braune Bohnen, Kidney- bohnen, Kapuzinerbohnen, dicke Bohnen, Flageo- lettes, schwarze Bohnen, Sojabohnen, Mungoboh- nen, Kichererbsen, grüne Erbsen, gelbe Erbsen, Mung Linsen (Mung Dal), Azukibohnen (alle Sor- ten, egal ob ganz, gemahlen, geschält, gekocht, zer- kocht, passiert, püriert, als Suppe oder sonst wie) Stangenbohnen, Schnibbelbohnen, Porree, Weiß- kohl, Rotkohl, Grünkohl, Wirsing, Pilze
Fisch/ Schalen- tiere	*Geeignet* Schellfisch, Kabeljau, Rotbarsch, Seelachs, Schol- le, Krabben, Scampis, Hummer, Thunfisch in Wasser, Forelle blau, Zander, Bodenseefelchen, Lotte
	In kleinen Mengen geeignet Brathering, Hering in Tomaten-, Senf- oder Meer- rettichsoße, Hering in Gelee, Heringsstip fettarm zubereitet (siehe Rezept), Lachs, Seeteufel
	Ungeeignet Backfisch, Bratfisch, Ölsardinen, Fisch in Öl, Karp- fen, Makrele, Aal, Heilbutt, Schillerlocke, Thun- fisch in Öl, Steinbutt, Rollmops (wegen der Fül- lung), Fischstäbchen, panierter Fisch
	Tabu roher Fisch, Austern, Muscheln, Tintenfisch
Eierspei- sen	*Geeignet* weich gekochte frische Eier, verlorene Eier, Ome- lette - Rührei - Spiegelei in wenig Fett zubereitet (teflonbeschichtete Pfanne benutzen), Eistich

Eierspei-sen	*Ungeeignet* hart gekochte Eier, Omelette - Rührei - Spiegelei mit viel Fett zubereitet
	Tabu rohe Eier
Kartof-feln/ Beilagen	*Geeignet* Pellkartoffeln (sehr günstig - vitaminreich), Salz-kartoffeln (weniger günstig - Vitaminverlust), Kar-toffelpüree aus Pellkartoffeln, Kartoffelklöße aus gekochten Kartoffeln, Semmelklöße, geschälter Reis, Hirse, Folienkartoffeln, Nudeln oder Voll-kornnudeln (gut kauen)
	Geeignet in kleinen Mengen Bratkartoffeln oder Kartoffelplätzchen mit sehr wenig Fett zubereitet (teflonbeschichtete Pfanne), Pfannkuchen, selbstzubereiteter Nudel-, Reis- oder Kartoffelsalat (siehe Rezept)
	Ungeeignet Pommes frites, Kartoffelprodukte aus der Fritteu-se, Kroketten, Bratkartoffeln, Nudel-, Reis- oder Kartoffelsalat mit Mayonnaise zubereitet, Voll-kornreis, Reibekuchen
Soßen	*Geeignet (siehe Rezept)* fettarme Soßen mit Mehl oder Stärke gebunden, ohne Butter und Sahne, Quarksoßen, fettarme Sa-latsoßen

Soßen	*Ungeeignet* Soßen unter Zugabe von Fetten, Buttersoßen, Sauce Hollandaise, Sauce Béarnaise, Fertigsoßen, Mayonnaise, Remouladensoße, fette Bratensoßen
Salate	*Geeignet* Kopfsalat, Feldsalat, Rapunzel, Lollo Bianco, Lollo Rosso, Eichblattsalat, Römersalat, Eisbergsalat, abgezogene Tomaten, eingelegte Salate von Rote Bete, Sellerie, Möhren
	In kleinen Mengen geeignet Friséesalat, Rucola (Rauke), Löwenzahn, Radicchio, Senfgurkenhappen, fein geraspelte Möhren, eingelegte Salate, abgezogene Paprika, Endiviensalat, Chinakohlsalat
	Ungeeignet Gurkensalat, Tomatensalat mit Schale, Oliven, Radieschen, Paprika, Mais, Mixed Pickles
	Tabu Rettich, Kohlsalate, Essiggurken, Peperoni, Zwiebeln, Pilze, Bohnensalat
Gewürze/ Kräuter	*Geeignet* Basilikum, Estragon, Majoran, Oregano, Dill, Schnittlauch, Petersilie, Kümmel, Kräuter der Provence, Rosmarin, Fenchel, Anis, Kapern, Muskat, Nelken, Lorbeer, Wachholderbeeren, Salbei, Tomatenmark, Safran, Curry, Laos, Ketoembar, Djintan, Sojasoße, Koriander, Kardamon, Gelbwurz, Thymian, Senf, Zimt

Gewürze/ Kräuter	*In kleinen Mengen geeignet* Paprika, Pfeffer, Meerrettich, Knoblauch, Gewürz-mischungen
	Ungeeignet Sambal Oelek, Chili, Lauchzwiebeln, Glutamat
	Tabu Zwiebeln
Konser-venobst	*Geeignet* aber nur in begrenzten Mengen (ca. 100 g) und gut zerkaut (Obstkonserven "flutschen" schon mal durch): Ananas, Apfelstücke, Apfelmus, Mandari-nen, Erdbeeren, Mango, Himbeeren, Pfirsiche, Litchi, Feigen, Heidelbeeren, Aprikosen, Birnen, Stachelbeeren
	Ungeeignet Pflaumen, Mirabellen, Reneclauden, Kirschen
Obst, frisch	*Geeignet* Banane, Kiwi, Melone, Erdbeere, Papaya, Man-go, Himbeere, Brombeere, Passionsfrucht
	Nur geschält geeignet Nektarine, Pfirsich, Kaki, Apfel, Aprikose, Litchi
	In kleinen Mengen geeignet Ananas, rote Johannisbeere, Quitte (geschält)

Obst, frisch	*Nur als frisch gepreßter Saft (oder auskauen)* Orange, Apfelsine, Mandarine, Clementine, Satsuma, Pampelmuse, Limone, Zitrone, schwarze Johannisbeere, Weintraube
	Nur als Saft und gekocht (da sonst giftig) Holunderbeere
	Ungeeignet Birne, Stachelbeere, Avocado, Feige, Karambola (Sternfrucht), Heidelbeere
	Tabu Orange, Apfelsine, Mandarine, Clementine, Satsuma, Pampelmuse, Kirsche, Granatapfel, Pflaume, Mirabelle, Reneclaude, unreifes Obst
Gebäck	*Geeignet* Rührkuchen, Obstkuchen oder Hefekuchen mit den geeigneten Obstsorten, Kekse
	In kleinen Mengen geeignet Kekse mit Schokoladenguß, Quarkölteig, Biskuitkuchen oder -boden, Windbeutel mit Pudding
	Ungeeignet Schokoladengebäck, Kekse mit Füllungen, Spritzgebäck, Marmorkuchen, Honigkuchen, Biskuitrolle
	Tabu Sahnetorten jeglicher Art, Käsekuchen, Käsesahnekuchen, Blätterteig, Windbeutel mit Sahne, Sand-

	torte, Mürbeteig, Berliner, Krapfen, Obstkuchen mit den ungeeigneten Obstsorten, Christstollen
Nüsse	***Ungeeignet - Tabu*** Nüsse sind generell als ungeeignet, ja sogar als tabu einzustufen. Geriebene Nüsse, in kleinen Mengen in Kuchen verarbeitet, schaden nicht.
Knabbe-reien	***Geeignet*** Salzstangen, Fischlis, Salzbrezeln, Käsekräcker, "Tuc" o.ä.
	In kleinen Mengen geeignet Erdnußflips, Chips, Popcorn
	Ungeeignet Trockenobst Chips, Trockenobst
	Tabu Studentenfutter
Sprossen	***Geeignet*** Sojasprossen, Bambussprossen aus Glas oder Dose
	In kleinen Mengen geeignet Sojasprossen frisch gegart, Bambusherzen (aus Glas oder Dose), Porreesprossen, Rettichsprossen, Radieschensprossen, Kresse
	Ungeeignet Weizenkeimlinge, Sojakeimlinge (roh)

Gemüse, eingelegt	Geeignet (trotzdem wenig, als Beilage) Rote Bete, Sellerie, Möhren, schlesische Gurkenhappen
	Ungeeignet Bohnen, Essiggurken, Paprika, Zwiebeln, Pilze, Mixed Pickles

5.2 Planung der Nahrungsaufnahme

Nach der Entlassung aus dem Krankenhaus ist es ratsam zu überlegen, wie Sie Ihren Tag gestalten möchten. Essen und Trinken nehmen jetzt einen wichtigeren Platz in Ihrem Tagesablauf ein als vor der Operation. Planlos in den Tag hineinzuleben, kann dazu führen, daß auf Grund von Problemen, die während des Essens oder danach auftreten, das Essen eher vernachlässigt wird, weil es unangenehm ist. Sie beschäftigen sich mit anderen Dingen des täglichen Lebens und vergessen die regelmäßige Nahrungsaufnahme, was aber nicht sein darf. Sie sind jetzt gefordert, alte Gewohnheiten zu ändern. Die Umstellung von Gewohnheiten bereitet jedem Probleme. Für Sie sollte es aber eine Herausforderung sein, diese zu überwinden.

Der im folgenden angebotene Ernährungsplan soll Ihnen helfen, Ihre Anfangsschwierigkeiten zu erleichtern. Lassen Sie sich durch seinen Umfang nicht abschrecken. Er soll Ihnen nur helfen, Ihren Tag nach einem vorgegebenen Plan ablaufen zu lassen.

Um ihn einzuhalten, stellen Sie sich am besten einen Wecker. Sie brauchen dann nicht dauernd auf die Uhr zu sehen und können die Zeiten zwischen den Mahlzeiten besser und freier nutzen.

Gehen wir davon aus, daß Sie acht bis neun Stunden Schlaf benötigen, bleiben 15 bis 16 Stunden, die in Ihrem Tagesablauf sinnvoll geplant werden müssen. Zu welcher Uhrzeit Sie aufstehen, ist unerheblich. Jeder kann seinen eigenen Tag-Nacht-Rhythmus beibehalten.

> In den schraffierten Felder des Ernährungsplans finden Sie jeweils eine Begründung für das vorherige Handeln.

5.3 Ernährungsplan nach Magenentfernung

Allgemeines Beispiel eines Tagesablaufes für das Eß- und Trinkverhalten nach Magenentfernung

Nach dem Aufstehen

beginnen Sie den Tag am besten mit ein bis zwei Tassen Tee oder Kaffee, ggf. mit Süßstoff, aber ohne Zucker bzw. Honig, **vor dem Frühstück.**

Erst danach gehen Sie ins Bad...

Diese Vorgehensweise ist wichtig,

1. um zu gewährleisten daß Sie genügend Flüssigkeit aufnehmen,

2. um zu vermeiden, daß Sie während des Frühstücks zuviel trinken,

3. um den Darm anzuregen, damit das Frühstück besser angenommen wird und

4. um den Stuhlgang zu fördern.

5 Minuten vor dem Frühstück

essen Sie einen Zwieback mit wenig Butter oder ein anderes Fettapéritif (siehe unter Fettstuhl).

Hierdurch wird Ihre Bauchspeicheldrüse angeregt, die Verdauungssäfte auszuschütten, damit die folgende Mahlzeit besser verwertet werden kann.

Frühstücken

Sie in aller Ruhe und ohne den Zwang: "Ich **muß** jetzt 2 Scheiben Brot schaffen". Nehmen Sie sich alle Zeit, die Sie benötigen. Vielleicht ist es entspannend für Sie, Radio zu hören oder Zeitung zu lesen.

Verwenden Sie auf jeden Fall sehr wenig Butter oder Margarine und mageren Belag. Ob Sie süße Aufstriche zu sich nehmen können, ist unter "Spätdumping" beschrieben.

Trinken Sie während des Frühstücks so wenig wie möglich!

Falls Sie die Bauchspeicheldrüsenmedikamente benötigen, nehmen Sie sie in 2 Teilen während des Frühstücks ein (siehe Fettstuhl).

> Größere Mengen an Flüssigkeit führen häufig zu Abgeschlagenheit und dem Gefühl, einen Stein im Bauch zu haben (siehe Frühdumping). Flüssigkeit während des Frühstücks soll nur dazu dienen, die Nahrung ein wenig anzufeuchten und - falls erforderlich - die Bauchspeicheldrüsenmedikamente einzunehmen.

30 Minuten nach dem Frühstück

ist es an der Zeit, wieder etwas zu trinken. Jetzt können Sie sich auch Gedanken und Notizen machen, wie Sie Ihren weiteren Tagesablauf planen wollen und je nach Bedarf Zwischenmahlzeiten und eine Thermoskanne mit Tee vorbereiten.

> Die Planung des Tagesablaufs ist notwendig, um die Zeiten für die Zwischenmahlzeiten ungefähr einkalkulieren zu können.

Anderthalb Stunden nach dem Frühstück

essen Sie eine Kleinigkeit, z.B. eine Banane, ein Schälchen mit gedünstetem Obst oder etwas Brot mit magerem Belag.

> Hierdurch vermeiden Sie ein Leistungstief. Falls Sie eine Brotmahlzeit als Zwischenmahlzeit wählen, sollten Sie die Bauchspeicheldrüsenmedikamente nicht vergessen.

30 Minuten nach der Zwischenmahlzeit

müssen Sie wieder an Ihre Flüssigkeitszufuhr denken, z.B. den vorbereiteten Tee aus der Thermoskanne trinken.

> Falls Sie früh genug aufgestanden sind und noch viel Zeit bis zum Mittagessen haben, nehmen Sie im Verlauf des Vormittags noch eine weitere Zwischenmahlzeit zu sich.

5 Minuten vor dem Mittagessen

essen Sie einen Fettapéritif.

Das Mittagessen

besteht nach Belieben aus 3 bis 4 Eßlöffeln Vorsuppe,

Kartoffeln, Reis oder Nudeln,

ausreichend fettarmer Soße,

einem zarten Stück Fleisch, Fisch oder Geflügel,

geeignetem gekochtem Gemüse, ohne Fett zubereitet,

auf Wunsch einer kleinen Portion Blattsalat.

Nehmen Sie die Bauchspeicheldrüsenmedikamente in 2 Teilen während des Hauptgerichtes ein!

> Die Menge an Vorsuppe sollten Sie bewußt gering halten. Die Suppe füllt Ihren Darm aus und gibt ein falsches Sättigungsgefühl, so daß Sie von dem Hauptgericht weniger essen können. Suppe kann aber den Energiewert des Hauptgerichtes nicht ersetzen.
>
> Reste können Sie einfrieren oder zu einem späteren Zeitpunkt aufwärmen. Achten Sie darauf, daß alles gut durchgewärmt ist!

> Falls Sie Raucher sind, sollten Sie nicht direkt nach dem Essen rauchen. Warten Sie lieber etwa 1/2 Stunde, denn das Rauchen beschleunigt Ihre Darmbeweglichkeit, wodurch die Nahrung noch schlechter verwertet wird.

Machen Sie zwischen Hauptgericht und Dessert eine kleine Pause, etwa eine 1/2 Stunde!

Bevorzugen Sie als Dessert einen selbsthergestellten Kochpudding.

Kochpudding ist gut verträglich. Es gibt ihn in vielen Geschmacksrichtungen. Lesen Sie hierzu das Thema "Milchunverträglichkeit".

30 Minuten

nach dem Essen sollten Sie wieder trinken.

> Als Getränk können Sie auch auf eine Trinkbouillon oder einen frisch gepreßten Saft zurückgreifen.

Als **Nachmittagsimbiß** bietet sich z.B. ein geeignetes Stückchen Kuchen ohne Sahne, ein Butterbrot, Kekse, ein Milchprodukt oder geeignetes Obst an.

> Trinken Sie auch hier lieber erst eine 1/2 Stunde nach der Zwischenmahlzeit.

5 Minuten vor dem Abendessen

essen Sie einen Fettapéritif.

Abendessen

Graham-, Dinkel- oder Graubrot mit wenig Butter oder Margarine und fettarmem Belag, dazu eine kleine Salatbeilage.

Falls erforderlich, nehmen Sie die Bauchspeicheldrüsenmedikamente auf die gewohnte Art ein.

30 Minuten

nach dem Essen sollten Sie wieder etwas trinken. Es muß nicht immer Kaffee oder Tee sein...

Anderthalb Stunden nach dem Abendessen

gönnen Sie sich noch einen kleinen gemischten Fruchtteller, ein paar Salzstangen, Kekse oder Käsecracker.

Zu dieser Zeit können Sie auch über einen Zeitraum von 1 bis 2 Stunden eine kleine Packung Zusatznahrung (200 ml) schluckweise nebenbei trinken.

Bevor Sie schlafen gehen,

bereiten Sie sich eine Thermoskanne Tee zu, damit Sie, falls Sie nachts wach werden und durstig sind, ein warmes Getränk zur Verfügung haben.

5.4 Menüvorschläge

Im Folgenden sind einige Menüvorschläge anhand der Lebensmittelauswahlliste aufgeführt. Die Menüs basieren auf einer schonenden Zubereitung unter Verwendung von wenig Fett. Der Einsatz von Kräutern und Gewürzen ist unbedenklich.

In der rechten Spalte neben den Menüvorschlägen können Sie sich Notizen machen, ob Ihnen das Essen gut bekommen ist oder ob Beschwerden aufgetreten sind.

MENÜVORSCHLÄGE	NOTIZEN
Hähnchenschenkel mit Tomatensoße Blumenkohlröschen Kräuterkartoffeln *** Schokopudding	
geschmortes Lammsteak in Rotweinsoße Prinzeßbohnen Naturkartoffeln *** Obstsalat	
Putenoberkeule Staudensellerie Schnittlauchkartoffeln kleine Portion Kopfsalat *** Milchreis mit Aprikosenpüree	
Kalbsfrikadelle Mischgemüse (Spargel, Möhren, Broccoli, wenig Mais) Petersilienkartoffeln *** Vanillequark mit Kirschsaft (leicht angebunden)	
Kabeljau natur Grilltomate ohne Haut Pellkartoffeln kleine Portion Blattsalat *** Zimtjoghurt	

Kräuterhackbraten Broccoli Naturkartoffeln ∗∗∗ Erdbeerpudding	
Geschmortes Schweinerückensteak Blattspinat Kartoffeln ∗∗∗ Vanillepudding	
Ochsenfleisch in Meerrettichsoße Rote Bete Gemüse Bouillonkartoffeln ∗∗∗ Götterspeise mit Vanillesoße	
Seelachsfilet in Kräutersoße Möhrengemüse Basmatireis ∗∗∗ Moccapudding	
Möhreneintopf mit Rindfleischeinlage ∗∗∗ Milchreis Trautmannsdorf	
Hirschbraten in Wacholdersoße Kohlrabigemüse Kartoffelpüree ∗∗∗ Heidelbeerquark	

Schweineschnitzel natur Schwarzwurzeln Petersilienkartoffeln *** Karamellpudding	
indisches Hähnchenragout Zucchinigemüse Patnareis kleiner gemischter Blattsalat *** Himbeerpudding	
Kalbsbraten Chicoréegemüse Kartoffeln *** Schokoladenpudding mit Vanillesoße	
Hähnchenbrustfilet in Estragon- Weißweinsoße Broccoligemüse Schnittlauchkartoffeln *** selbstgemachter Fruchtjoghurt	
Rotbarschfilet in Dillsoße Mangoldgemüse Kartoffelpüree bunter Blattsalat *** Zitronenpudding	
Hühnersuppeneintopf mit Reis *** Dickmilch mit frischen Früchten	

Fleischklopse in Kapernsoße Chinakohlgemüse Salzkartoffeln Kopfsalat *** Mandelpudding	
Jungschweinragout Spinat Spätzle Eisbergsalat *** Vanillepudding mit Schokoladensoße	
Sauerbraten feine Prinzeßbohnen Kartoffelpüree *** Birne Helene	
Kabeljaufilet auf Tomaten Mangold Petersilienkartoffeln *** Kiwisalat	

5.5 Grundrezepte zu den einzelnen Menükomponenten

Die aufgeführten Rezepte sind als Anregung gedacht, denn auch bei einer Einschränkung der Lebensmittelauswahl ist durchaus Abwechslung in Ihren Speisenzettel zu bringen.

Mit Ihrer persönlichen Kreativität und Spaß am Kochen können Sie ein gelungenes und bekömmliches Mahl zubereiten.

GRUNDREZEPT FÜR GEMÜSECREMESUPPEN

(FÜR 4 PERSONEN)

Zutaten:

6 mittelgroße Kartoffeln (würfeln)

300 g frisches Gemüse (würfeln)

800 ml Gemüsebrühe

1 Eßl. Speiseöl

1 Eßl. Butter

Salz, Pfeffer, Kräuter

Zubereitung:

Das Speiseöl erhitzen und die gewürfelten Kartoffeln darin anbraten. Das kleingeschnittene Gemüse dazugeben und das Ganze mit der Gemüsebrühe aufgießen. Zugedeckt ca. 20 Minuten kochen lassen.

Anschließend alles in einem Mixer pürieren, zurück in den Kochtopf gießen, die Butter hinzugeben und abschmecken mit Salz, Pfeffer.

Die Suppe mit Kräutern nach Wahl bestreuen.

Anmerkung:

Um die Suppe nahrhafter (kalorienreicher und/oder eiweißreicher) zu gestalten, kann man Malto-Dextrin® (Kohlenhydratprodukt) und/oder Protein 88® (Eiweißprodukt) hinzugeben.

ÜBER DIE ZUBEREITUNG EINES BRATENS

Das Fett in der Pfanne erhitzen. Das Fleisch von allen Seiten leicht anbraten. Danach den Braten mit Salz und Pfeffer würzen.

Möhren, abgezogene Tomaten und Sellerie in Würfeln dazugeben und leicht anbräunen lassen. Mit warmer Flüssigkeit (Wasser oder Fleischbrühe) aufgießen und zugedeckt bei geringer Hitze ca. 2 Stunden weich schmoren (je nach Geschmacksrichtung Lorbeer und/oder Wacholder hinzugeben).

Den Braten auf einem separaten Teller abkühlen lassen.

Die Soße gesiebt in ein Gefäß abfüllen und abkühlen lassen.

Am nächsten Tag kann der Braten in sehr dünnen Scheiben (5 mm) entgegen der Faser geschnitten werden (es ist besser 3 sehr dünne Scheiben zu essen als eine dicke).

Die kalte Bratensoße kann jetzt entfettet und in einen Topf zur weiteren Verarbeitung gegossen werden.

Die Bratenscheiben werden hinzugegeben, das Ganze noch mal 20 bis 30 Minuten köcheln lassen.

Als Verfeinerung der Bratensoße können etwas Rotwein, Portwein, Tomatenmark, zerpulverte Trockenpilze (ggf. pürierte frische Pilze) oder frische Kräuter hinzugegeben werden.

Soße andicken mit Mehl, ggf. etwas saure Sahne hinzugeben.

DAS KURZGEBRATENE

Schnitzel natur, Hähnchenbrust, Putenbrust, Rinderfilet, Rinder-
steak, Schweinefilet, Lammfilet

Braten Sie die Fleischstücke mit wenig Fett in einer beschichteten
Pfanne an, bis das Gargut eine leichte Bräunung erhält. Geben Sie
nun etwas Wasser dazu, um einen dunklen Fond zu erhalten.

Diesen Fond können Sie jetzt nach Belieben mit Stärke oder Mehl
binden und würzen. Eine weitere Verfeinerung der Soße können
Sie wie beim Braten (s. oben) beschrieben vornehmen.

GRUNDREZEPT FÜR FISCH

Kabeljau, Schellfisch, Scholle, Rotbarsch, Seelachs, Seezunge, Lachs
Fisch säubern, evtl. Gräten entfernen.

Auf dem Boden einer feuerfesten Schale Butterstückchen vertei-
len, hierauf den Fisch legen.

Mit wenig Salz und ein wenig gemahlenem, getrocknetem grünen
Pfeffer bestreuen.

Je nach Dicke der Fischstücke diese bei 150 Grad im Backofen ca.
10 bis 20 Minuten garen.

Nach Belieben den Fisch nach der Garzeit eine Minute übergrillen.

Als Variation können Sie etwas Weißwein hinzugeben oder den
Fisch auf eine Lage abgezogene Tomaten (mit etwas Dill) legen.

Eine Abwechslung erzielt man auch, indem man den Fisch zusam-
men mit Gemüse und Kräutern in Aluminiumfolie einpackt und so
im Backofen oder im Wasserbad gart.

Anmerkung: Der Fisch bleibt fester, wenn er vor der Zubereitung
ca. 15 Minuten in Salzwasser gelegt wird. Bevor er in den Ofen
gegeben wird, abspülen.

GRUNDREZEPT FÜR GEMÜSE

Gemüse je nach Art putzen, waschen und zerkleinern.

1 Eßlöffel Butter in einem Topf zerlassen und das Gemüse darin andünsten.

Mit wenig Wasser oder Gemüsebrühe aufgießen (ca. 150 ml), Kräuter und/oder Gewürze hinzugeben.

Zugedeckt je nach Gemüseart 10 bis 20 Minuten weich kochen.

Abschmecken, ggf. 1 Eßlöffel saure Sahne hinzugeben.

MILCHMIX GETRÄNKE

50 g Obst ohne Schale

1 Eßl. Zitronensaft

250 ml Milch oder Buttermilch

1 Meßlöffel Malto-Dextrin®

1 Eßl. Protein 88® (mit etwas Milch anrühren)

Zubereitung:

Geben Sie alles in einen Mixer, starten Sie den Mixvorgang, schalten Sie das Gerät aus und füllen Sie das Getränk um in ein Glas.

GRUNDREZEPT FÜR HELLE GEMÜSESOßEN

1,5 Eßlöffel Butter

1 gehäuften Eßlöffel Mehl

Salz

eine halbe Tasse Gemüsebrühe (ca. 100 ml)

50 ml Milch (3,5%)

20 ml Sahne

Die Butter in einem Topf zerlassen und das Mehl darüberstäuben, etwas anschwitzen lassen.

Unter Rühren die Gemüsebrühe und die Milch zugießen.

Mit Salz abschmecken und die Sahne einrühren.

Die helle Soße unter das Gemüse heben.

REZEPTE FÜR GEMÜSE

Alle Rezepte sind für 4 Personen berechnet.

Selleriegemüse in heller Soße

700 g Sellerieknolle

150 ml Gemüsebrühe

Salz

1 Bund Petersilie

Die Knollen waschen, schälen und in 1 cm dicke Stücke schneiden. Diese in der Gemüsebrühe weichkochen. Die helle Soße unter das Gemüse heben und die feingehackte Petersilie darüberstreuen.

Fenchelgemüse

700 g Fenchel

500 ml Wasser

1 Teelöffel Salz

1 Eßlöffel Butter

Muskat und Pfeffer, Petersilie

Von den Fenchelknollen die Stiele abschneiden, äußere braune Stellen entfernen und die harten Rippen der Außenblätter abziehen. Knolle waschen und halbieren. Wasser mit den Gewürzen zum Kochen bringen und die Fenchelknollen darin zugedeckt bei milder Hitze weichkochen (ca. 20 Minuten). Die Fenchelknollen aus dem Kochsud heben und zerlassene Butter und Petersilie beigeben.

Gurkengemüse

700 g Salatgurke (ca. 2 Stück)

1,5 Eßlöffel Butter

Gemüsebrühe

Salz und Dill

Die Salatgurken schälen und in Längsrichtung halbieren. Das Innere der Gurken mit einem Eßlöffel herausstreichen und anschließend in ca. 1 cm breite Stücke schneiden.

Den Boden eines Kochtopfes mit Gemüsebrühe bedecken und die Gurkenstücke zugeben.

Zugedeckt etwa 20 Minuten bei milder Hitze weichkochen. Anschließend die Gurken aus dem Wasser heben und mit etwas Salz abschmecken. Butter und Dill zum Schluß zugeben.

Möhrengemüse

700 g Möhren

1,5 Eßlöffel Butter

150 ml Gemüsebrühe und etwas Salz

Petersilie

Möhren waschen, schälen und in feine Scheiben schneiden.

Die Gemüsebrühe zum Kochen bringen und die Möhren zugeben. Etwa 15 Minuten im geschlossenen Topf bei milder Hitze weichkochen. Die Möhren mit etwas Salz abschmecken und Butter mit der Petersilie zugeben.

Zucchinigemüse

700 g Zucchini

100 ml Gemüsebrühe

1,5 Eßlöffel Butter

Salz, Pfeffer, Petersilie und Dill

Zucchinis waschen, schälen und in 1 cm breite Stücke schneiden. Das Gemüse in der Gemüsebrühe ca. 10 Minuten weichkochen.

Zum Schluß das Gemüse abschmecken und Butter mit den Kräutern hinzugeben.

SALATSOßEN

Weiße Grundsoße:

3 Teile fettarme Mayonnaise

2 Teile Joghurt natur (3,5%)

1 Teil Milch (3,5%)

Diese Soße kann individuell mit verschiedenen Kräutern variiert werden, z.B.: Dill, Petersilie, Schnittlauch, Basilikum, Kräuter der Provence o.ä.

Als Abrundung kann ein wenig Zitronensaft, Essig und Süßstoff hinzugegeben werden.

Diese Grundsoße ist auch einsetzbar bei Heringsstip, Kartoffelsalat oder Nudelsalat.

Klare Grundsoße:

1 Teelöffel Senf

2 Eßlöffel Essig

3 Eßlöffel Öl

Wasser

Süßstoff, Salz, Pfeffer und Kräuter

SALATE

Die nachstehenden Salate - gedacht als eine willkommene Abwechslung zu den Brotmahlzeiten - sind alle in unserer Klinik erprobt und häufig von unseren Patienten mit Appetit gegessen worden.

Die Rezepte sind für 4 Personen berechnet.

Fenchelsalat

300 g Fenchel, gekocht

100 g Mandarinen aus der Dose

Dazu eine Joghurt - Dillsoße:

1 Becher Joghurt natur (3,5%)

1 Teelöffel Zitronensaft

Salz, Süßstoff

1 Bund kleingehackter frischer Dill

Chicorée mit Mandarinen

500 g Chicorée (in 1 cm breite Ringe schneiden)

100 g Mandarinen aus der Dose

Soße: 1 Becher Joghurt natur, 3,5%

Salz, Pfeffer, Senf, Süßstoff, Kräuter

Selleriesalat

400 g Sellerieknolle, gekocht, in Würfel geschnitten

150 g Apfel, frisch, in Würfel geschnitten

150 g Ananas, frisch

Soße: 2 Eßlöffel fettarme Mayonnaise

2 Eßlöffel Zitronensaft

1 Becher Joghurt natur (3,5%)

½ Teelöffel Salz

Süßstoff

Geflügelsalat mit Ananas

5 Scheiben Ananas aus der Dose in kleine Stücke schneiden

50 g Sellerie, gekocht in kleine Würfel geschnitten

200 g Hähnchenbrustfilet in dünne Streifen geschnitten

Soße: 4 Eßlöffel fettarme Mayonnaise verdünnen mit fettarmer Milch

Saft von einer ½ Zitrone

Salz und Pfeffer, Petersilie oder Schnittlauch und Dill

Fleischsalat

160 g Fleischwurst

100 g abgezogene Tomaten

100 g gekochten Sellerie

100 g Senfgurke

Diese Zutaten werden in kleine Würfel geschnitten

Soße: 3 Eßlöffel Magerquark

ein halben Becher Joghurt natur, 3,5%,

Salz, Pfeffer, Prise Paprika, Senf, Essig und Süßstoff

Spargelsalat

250 g Spargel gekocht und in 3 cm lange Stücke geschnitten

100 g Schinken, gekocht, in Würfel geschnitten

100 g Mandarinen aus der Dose

Soße: 2 Eßlöffel fettarme Mayonnaise, ein halber Becher Joghurt natur (3,5%) verschiedene Kräuter

Corned beef - Salat

4 Rote Bete, kochen, schälen und würfeln

250 g Pellkartoffeln, gewürfelt

200 g deutsches Corned beef würfeln

100 g Gurkenhappen aus dem Glas, würfeln

Soße: Öl, Essig, Salz, Pfeffer, Senf, Schnittlauch

Thunfischsalat

2 Ds. Thunfisch in Wasser

6 schlesische Gurkenhappen

2 abgezogene Tomaten

Essig, Salz

Thunfisch abtropfen lassen und zerpflücken, die Gurken und Tomaten würfeln, abschmecken mit Salz, Essig und evtl. ein wenig Pfeffer.

Käse-Wurst-Salat

150 g Gouda oder Emmentaler Käse

150 g Geflügelwurst

4 schlesische Gurkenhappen

2 abgezogene Tomaten

2 Eßlöffel Öl

Essig, Salz, Pfeffer

Den Käse und die Wurst in Streifen schneiden, die Gurken und Tomaten würfeln, abschmecken mit Essig, Salz und Pfeffer.

Kartoffelsalat

400 g Kartoffeln

150 g Fleischwurst

2 Scheiben Ananas

4 Eßlöffel fettarme Mayonnaise

1 Tasse Fleischbrühe

2 Eßlöffel Essig

Salz, Pfeffer, Petersilie

Die Kartoffeln als Pellkartoffeln garen.

Die Fleischwurst in Würfel und die Ananasscheiben in Stückchen schneiden.

Die Mayonnaise mit der Fleischbrühe und dem Essig, Salz und Pfeffer verrühren.

Anschließend die gegarten Kartoffeln schälen und in Würfel schneiden.

Alles gut miteinander vermengen und falls nötig, noch etwas abschmecken. Den Kartoffelsalat mit Petersilie bestreuen.

Nudelsalat

200 g Nudeln Rohgewicht

10 schlesische Gurkenhappen

3 abgezogene Tomaten

150 g Fleischwurst

4 Eßlöffel Mayonnaise

Eine halbe Tasse Gurkenwasser

Salz, Pfeffer, Petersilie

Die Nudeln in Salzwasser gar kochen.

Gurken, Tomaten und Fleischwurst würfeln.

Aus der fettarmen Mayonnaise mit Gurkenwasser und Gewürzen die Salatsoße herstellen.

Alles untereinander mischen und mit Petersilie bestreuen

Heringsstip

Zutaten für 4 Personen:

500 g eingelegte Heringe

2 Äpfel

150 gr Senfgurken

4 Eßlöffel Kondensmilch (4% Fett)

1/2 Becher Joghurt natur (3,5% Fett)

4 Eßlöffel Essiggurkenwasser

150 g fettarme Mayonnaise

Salz, Pfeffer, Senf, Petersilie

Zubereitung:

Äpfel schälen und in Würfel schneiden, ebenso die Senfgurken.

Aus der fettarmen Mayonnaise, der Kondensmilch, Joghurt und Gurkenwasser eine Soße herstellen. Abschmecken mit Salz, Pfeffer und Senf.

Heringe in mundgerechte Stücke schneiden und unter die Soße heben.

Das Ganze garnieren mit feingehackter Petersilie.

Hierzu empfehlen sich Pellkartoffeln und eine frische Portion Blattsalat.

Als Variante können eingelegte Rote Bete mit untergehoben werden.

BROT SELBER BACKEN

Zutaten:

750 g feingemahlenes Weizenvollkornmehl

650 gr Wasser

1/2 Päckchen frische Hefe

3 gestrichene Teelöffel Salz

Zubereitung:

Hefe in etwas Wasser auflösen, mit dem restlichen Wasser vermischen. Das Mehl mit der Flüssigkeit vermischen. Jetzt das Salz unterkneten.

Den Teig etwa 45 Minuten abgedeckt (zugfrei) ruhen lassen.

Den aufgegangenen Teig kurz kneten.

Brotform einfetten und den Teig einfüllen. Die Brotform im Backofen abdecken (entweder mit dem passenden Deckel oder mit Aluminiumfolie).

Den Ofen auf 180 Grad einstellen.

Backzeit: etwa 80 Minuten.

6. Essen im Restaurant

Ein Besuch im Restaurant stellt mit Sicherheit für viele eine Herausforderung dar. Die Auswahl der Gerichte ist groß. Vielleicht finden Sie Ihr Lieblingsgericht auf der Speisekarte. Dennoch wissen Sie nicht, welche Zutaten der Koch verwendet hat.

Damit das Essen im Restaurant auch für Sie zum Vergnügen wird sind untenstehend die wichtigsten Punkte aufgeführt, die Sie beachten sollten:

1. Klammern Sie die für Sie "ungeeigneten Nahrungsmittel" und die "Tabus" aus (siehe Auswahlliste der Lebensmittel).

2. Fragen Sie die Bedienung, ob es möglich ist, einen "Seniorenteller" zu bekommen (da meistens weich und überschaubar) oder verlangen Sie eine "halbe" Portion.

3. Wandeln Sie unter Umständen das Gericht ab. Beilagen können in den meisten Restaurants gewählt werden. Zum Beispiel: anstatt Pommes frites können Sie Salzkartoffeln verlangen, anstatt Krautsalat einen grünen Blattsalat oder anstatt eines panierten Schnitzels ein Schnitzel natur.

4. Da Sie nicht selber kochen, wissen Sie auch nicht, wieviel Fett verwendet wird. Da Fett ein Geschmacksverstärker ist, wird in der Regel in den Restaurants mehr Fett für die Zubereitung verwendet.

    Deshalb ist es notwendig, auf jeden Fall ein Bauchspeicheldrüsenpräparat (siehe "gestörte Fettverdauung") einzunehmen, auch wenn Sie es zu Hause nicht mehr benötigen. Falls Sie dieses Präparat noch regelmäßig einnehmen, sollten Sie im Restaurant die Dosis verdoppeln.

5. Bei den Salaten sollten Sie auf fertige Dressings verzichten. Verlangen Sie Salat natur und lassen Sie sich Essig und Öl dazureichen.

6.1 Schwerpunkte von Restaurants

Das chinesische Restaurant - das indonesische Restaurant

Als Beilagen werden hier meist Reis oder Nudeln gereicht. Sie stellen kein Problem dar. Selbst wenn die Gerichte meist im "Wok" zubereitet werden, bedeutet das nicht, daß automatisch wenig Fett benutzt wird. Hieraus ergibt sich, daß es "vernünftig" ist, von den Soßen möglichst wenig zu nehmen.

Oftmals, gerade bei den Gemüsen, wird vieles miteinander zubereitet. Es empfiehlt sich, hier die geeigneten Produkte herauszufischen. Hierzu eignen sich übrigens Stäbchen sehr gut.

Das italienische Restaurant

Gerade hier erhalten Sie die Möglichkeit, die Gerichte nach Ihren Bedürfnissen auszuwählen. Bei den Blattsalaten ist es üblich, Öl und Essig separat zu reichen, so daß Sie die Dosierung (gerade die des Öls) selber in der Hand haben.

Als sehr komfortabel erweist sich hier ein Gericht, das aus Fleisch, Fisch oder Geflügel mit Nudeln und Gemüse besteht. Weisen Sie die Bedienung daraufhin, daß Sie nur sehr wenig Soße dazugereicht haben möchten. Von Nudelgerichten mit Soßen raten wir eher ab, da auch hier mit viel Fetten (Öl, Sahne oder Crème fraîche) gearbeitet wird. Bei den Vorspeisen werden Sie bestimmt ein für Sie bekömmliches Gericht finden.

Das griechische Restaurant - das Balkan-Restaurant

Durchgängig eine sehr "fette Küche". Meistens Kurzgebratenes, Frittiertes, (Kohl-) Salate mit zu viel Öl.

Ein für Sie geeignetes Gericht zu finden wird hier sehr schwer fallen.

Die gutbürgerliche Küche

Auch hier haben Sie die Möglichkeit, in das Geschehen einzugreifen. Besprechen Sie mit dem Koch Ihre Vorstellungen, sodaß das Essen letztendlich Ihren Vorstellungen und Möglichkeiten entspricht.

Das "Feinschmecker"-Restaurant

Aufgepaßt: auch hier verbirgt sich die "Fettfalle". Als sehr angenehm erweist sich jedoch hier die Grundregel: weniger ist oftmals mehr.

Ziel ist es, in einem angenehmen Rahmen festlich beisammen zu sein. Wenn Ihr Personenkreis sich ein opulentes Menü bestellt, ist es für Sie sinnvoller, sich mit einer Vorspeise und einem Nachtisch (welche meistens sowieso am besten aussehen und schmecken) zu begnügen.

Das vegetarische Restaurant

Nach Magenentfernung müssen wir ihnen hiervon leider abraten. Es werden zu viele Gerichte angeboten, die auf Ihrer "Ungeeignet- bzw. Tabu-Liste" stehen, und somit birgt ein Restaurantbesuch für Sie ein zu hohes Risiko in sich.

Die Imbißstube - Fast Food Restaurants

Tja, was sollen wir hierzu noch schreiben? Am besten machen Sie einen großen Bogen darum.

6.2 Essen und Urlaub

Reisen für kürzere oder längere Zeit sollte auch für Sie kein Hindernis sein ebenso wie das Urlaubsziel. Die wichtigste Fragestellung ist, ob Sie einen direkten Einfluß auf die Gestaltung des Essen ausüben können. Die beste Voraussetzung hierfür bietet ein Appartement mit Kochgelegenheit und Kühlschrank. Hier können Sie selbst entscheiden, wann, was, wieviel und zu welcher Uhrzeit

Sie essen möchten. Auch die Vorbereitung der Zwischenmahlzeiten bereitet dann keine Schwierigkeiten, so daß auch längere Tagestouren möglich sind.

Da bei Ihnen durch die Magenentfernung die Desinfektion der Nahrung durch Magensäure nicht mehr gegeben ist, sollten Sie ohne Zugeständnisse auf hygienisch einwandfreies Essen achten.

Für bestimmte Länder in Südeuropa, Afrika, Asien oder Südamerika gilt für Sie besonders den Leitsatz: "cook it, peel it, or forget it" (koche es, schäle es oder vergiß es).

Bevor Sie wegfahren, überzeugen Sie sich nochmals davon, ob Sie alle für Sie notwendigen Medikamente in ausreichender Menge eingepackt haben. Auch wenn Sie zur Zeit keine Bauchspeicheldrüsenmedikamente benötigen, so ist es doch ratsam, diese für die Zeit des Urlaubs mitzunehmen.

Die Art der Nahrungszubereitung in anderen Ländern oder Regionen kann von dem zu Hause Gewohnten stark abweichen, gerade bei der Fettzugabe. Bauchspeicheldrüsenmedikamente können einen zu hohen Anteil an Fetten in der Nahrung auch nicht endlos korrigieren.

7. Selbstbeobachtungsbogen

In diesem Kapitel sehen Sie einen Fragebogen zur Selbstbeobachtung, der Ihnen einen Überblick über Ihr momentanes Befinden geben kann.

Einzelne Beobachtungspunkte sind aufgelistet, die Sie - je nach Ausprägungsgrad -, ankreuzen können.

In der rechten Spalte sind die Seiten aufgeführt, auf denen Sie Hilfestellungen zu den einzelnen Punkten finden.

Zur Erfolgskontrolle empfiehlt es sich, den Fragebogen einmal monatlich auszufüllen.

Beschwerden	trifft zu				Thema auf Seite
	immer	oft	selten	nie	
Geschmacksveränderung					
Geruchsveränderung					
Müdigkeit					
Appetitlosigkeit					
Schluckschwierigkeiten					
Sodbrennen					
"Brennen" im Brustbereich					
Völlegefühl beim Essen					
Bauchschmerzen beim Essen					
Schweißausbrüche beim Essen					
Schwindelgefühl					
Durchfall					
Heller, grauer, gelber, weißer Stuhl					
Mundtrockenheit					
Kopfschmerzen					
Konzentrationsschwierigkeit					
Dunkler Urin					
Bauchkrämpfe nach Milchverzehr					
Gewichtsverlust					
Erbrechen					
Würgereiz					
Blähungen					

Literatur

Armbrecht, U., Stockbrügger, R.W.: Der gastrektomierte Patient, in: Der operierte Patient (interdisziplinär) Bd. 2, Freiburg, Basel: Karger 1992.

Bayer, W. et al.: Vitamine in Prävention und Therapie. Stuttgart: Hippokrates 1991.

Bokhorst - Kruikemeijer, M., et al.: De mens en zijn voeding. Den Haag: Nijgh en van Ditmar 1972.

Cluysenaer, O.J.J. et al.: Ziekte en dieet. Utrecht: Bunge 1981.

Davidson, S., et al.: Human nutrition and dietetics. 6. Aufl. Edinburgh: Churchill Livingstone 1975.

Delbrück, H. et al.: Diätetische Aspekte und Befunde bei 227 gastrektomierten Magenkarzinompatienten. Akt. Ernähr. 15 (1990), S. 17 - 19.

Delbrück, H.: Magenkrebs - Rat und Hilfe für Betroffene und Angehörige. Stuttgart, Berlin, Köln: Kohlhammer 1991.

Delbrück, H.: Rehabilitation bei Patienten mit Magenkarzinom, in: Krankenhausarzt, Zeitschrift für klinische Informationen 65 (1992) Sonderheft Januar, S. 7 - 12.

Delbrück, H., Hrsg.: Krebsnachsorge und Rehabilitation, Bd. 3., Magenkarzinom. München, Bern, Wien, San Francisco: Zuckschwerdt 1991.

Dold, U. et al.: Praktische Tumortherapie. Die Behandlung maligner Organtumuren und Systemerkrankungen. 4. völlig überarb. u. erw. Aufl. Stuttgart, New York: Thieme 1993.

Doornink, N., et al.: Leidraad voor voedingsdeskundigen bij kanker. Haarlem: De Toorts 1992.

Engels-Geurts, A.M.A.: Dieetleer. Lochem: De Tijdstroom 1978.

Hotz, J.: Erkrankungen von Speiseröhre, Magen und Zwölffingerdarm. Stuttgart: Gustav Fischer 1996.

Immel, J.V.: Refluxösophagitis nach totaler Gastrektomie - pathogenetische Faktoren und ihre Bestimmung. Düsseldorf: Diss. Schrift 1983.

Kasper, H.: Ernährungsmedizin und Diätetik. 7. neubearb. Aufl.. München: Urban und Schwarzenberg 1991.

Mestrom, H.J.: Ernährung nach Gastrektomie, in: Krebsnachsorge und Rehabilitation. Hrsg. v. Delbrück, H. Wuppertal: Deimling 1998.

Mestrom, H.J., et al.: Ergebnisqualität der Ernährungsberatung bei total gastrektomierten Patienten in der onkologischen Rehabilitation, in: DRV Schriften, Bd. 6., S. 324 ff. 1996.